高等医药院校试用教材

经　络　学

（供针灸专业用）

主　编　李　鼎
副主编　肖少卿
编　委　杨介宾
　　　　孟昭威
　　　　姜揖君

上海科学技术出版社

图书在版编目(CIP)数据

经络学／李鼎主编. —上海：上海科学技术出版社，
1984.11（2025.10重印）
高等医药院校试用教材. 供针灸专业用
ISBN 978-7-5323-0225-3

Ⅰ. ①经…　Ⅱ. ①李…　Ⅲ. 经络学说－高等
学校－教材　Ⅳ. R224.1

中国版本图书馆 CIP 数据核字（2007）第 197469 号

经络学（供针灸专业用）
主编　李　鼎

上海世纪出版（集团）有限公司
上海科学技术出版社　出版、发行
（上海市闵行区号景路159弄A座9F-10F）
邮政编码 201101　　www.sstp.cn
常熟市华顺印刷有限公司印刷
开本 787×1092　1/16　印张 7.75
字数 183 千字
1984 年 11 月第 1 版　2025 年 10 月第 42 次印刷
ISBN 978-7-5323-0225-3/R·65
定价：25.00 元

本书如有缺页、错装或坏损等严重质量问题，请向印刷厂联系调换

前　言

　　由国家组织编写并审定的高等中医院校教材从初版迄今已历二十余年。其间曾进行了几次修改再版，对系统整理中医药理论、稳定教学秩序和提高中医教学质量起到了很好的作用。但随着中医药学的不断发展，原有教材已不能满足并适应当前教学、临床、科研工作的需要。

　　为了提高教材质量，促进高等中医药教育事业的发展，卫生部于一九八二年十月在南京召开了全国高等中医院校中医药教材编审会议。首次成立了全国高等中医药教材编审委员会，组成32门学科教材编审小组。根据新修订的中医、中药、针灸各专业的教学计划修订了各科教学大纲。各学科编审小组根据新的教学大纲要求，认真地进行了新教材的编写。在各门教材的编写过程中，贯彻了一九八二年四月卫生部在衡阳召开的"全国中医医院和高等中医教育工作会议"的精神，汲取了前几版教材的长处，综合了各地中医院校教学人员的意见；力求使这套新教材保持中医理论的科学性、系统性和完整性；坚持理论联系实际的原则；正确处理继承和发扬的关系；在教材内容的深、广度方面，都从本课程的性质、任务出发，注意符合教学的实际需要和具有与本门学科发展相适应的科学水平；对本学科的基础理论、基本知识和基本技能进行了较全面的阐述；同时又尽量减少了各学科间教材内容不必要的重复和某些脱节。通过全体编写人员的努力和全国中医院校的支持，新教材已陆续编写完毕。

　　本套教材计有医古文、中国医学史、中医基础理论、中医诊断学、中药学、方剂学、内经讲义、伤寒论讲义、金匮要略讲义、温病学、中医各家学说、中医内科学、中医外科学、中医儿科学、中医妇科学、中医眼科学、中医耳鼻喉科学、中医伤科学、针灸学、经络学、腧穴学、刺灸学、针灸治疗学、针灸医籍选、各家针灸学说、推拿学、药用植物学、中药鉴定学、中药炮制学、中药药剂学、中药化学、中药药理学三十二门。其中除少数教材是初次编写外，多数是在原教材，特别是在二版教材的基础上充实、修改而编写成的。所以这套新教材也包含着前几版教材编写者的劳动成果在内。

　　教材是培养社会主义专门人才和传授知识的重要工具，教材质量的高低直接影响到人才的培养。要提高教材的质量，必须不断地予以锤炼和修改。本套教材不可避免地还存在着一些不足之处，因而殷切地希望各地中医药教学人员和广大读者在使用中进行检验并提出宝贵意见，为进一步修订作准备，使之成为科学性更强、教学效果更好的高等中医药教学用书，以期更好地适应我国社会主义四化建设和中医事业发展的需要。

全国高等中医药教材编审委员会

一九八三年十二月

编 写 说 明

经络学是中医基础理论的重要组成部分,同针灸的关系最为密切。它主要以腧穴的临床运用为依据,阐述人体各部之间的联系通路,即体表之间、内脏之间以及体表与内脏之间。由于经络系统的联系而构成一个有机的整体,这一理论贯穿中医学的生理、病理、诊断和治疗等各个方面。通过本课程的教学,将提高中医学特别是针灸方面的基础理论知识。关于经络的理论,早在《内经》《难经》中就有系统的记载;《针灸甲乙经》等书更结合腧穴作了全面的论述。本教材以引用古代有关经络的文献为主,结合近代研究资料择要分别叙述。

书中"经络概论"一章,对经络理论的起源、形成和发展作了概括的论述;在"手足太阴与阳明"、"手足少阴与太阳"、"手足厥阴与少阳"各章中,内容以十二经脉为主,将络脉、经别、经筋的记载随经一起介绍,以经带络,使之成为较完整的概念;"奇经八脉"一章,集中介绍督脉、任脉、冲脉、带脉、阴阳蹻脉、阴阳维脉的内容,并说明其与十二经的关系;"经络的分部关系和运用"一章,论述根结、标本、经络分部、六经辨证、药物归经等内容,以便于临床运用;"经络现象及其现代研究"一章,介绍近代有关经络现象的调查研究概况和各种见解。

本教材的教学安排,可根据实际灵活掌握。在教学过程中,应结合中医基础理论进行讲授,如能具有腧穴基础知识则更有利于对经络理论的深入理解。配合必要的图像、模型、循经点穴等法,可加强形象化教学的效果。有条件者,对经络现象的研究还可做些实验性示教。于教材之外,教师可指导学生阅读有关参考书籍,以丰富教学内容。

本教材根据中央卫生部一九八二年南京会议所定的教学大纲进行编写。第一章、第六章,上海中医学院李鼎执笔;第二、三、四章,南京中医学院肖少卿、北京中医学院姜揖君执笔;第五章,成都中医学院杨介宾执笔;第七章,安徽中医学院孟昭威执笔。全稿经定稿会议审阅、讨论,由主编作全面修订。因针灸专业教材还属于初创,内容的详略和取材难免有不当之处,希望各院校通过教学,提出意见,以便于再版时改正。

编 者

一九八四年三月

目 录

1. 经络概论 …………………………… (1)
   1·1 经络概念的起源 ……………… (1)
      1·1·1 血气、脉、经络 ………… (1)
      1·1·2 对气血运行的认识 ……… (2)
   1·2 理论系统的形成 ……………… (3)
      1·2·1 经络的命名 ……………… (3)
      1·2·2 经络与脏腑的关系 ……… (4)
      1·2·3 经络与自然界的关系 …… (4)
      1·2·4 经络系统的主要内容 …… (5)
   1·3 经络系统的概貌 ……………… (6)
      1·3·1 十二经脉 ………………… (6)
      1·3·2 奇经八脉 ………………… (10)
      1·3·3 十二经别 ………………… (11)
      1·3·4 十五络脉 ………………… (12)
      1·3·5 十二经筋 ………………… (12)
      1·3·6 十二皮部 ………………… (13)
   1·4 经络的功能 …………………… (13)
      1·4·1 运行气血,协调阴阳 …… (14)
      1·4·2 抗御病邪,反映证候 …… (15)
      1·4·3 传导感应,调整虚实 …… (15)
   1·5 临床运用和发展 ……………… (16)
      1·5·1 分经辨证 ………………… (16)
      1·5·2 循经考穴 ………………… (17)
      1·5·3 子午流注 ………………… (18)
      1·5·4 药物归经 ………………… (19)
      1·5·5 历代关于经络的著述 …… (19)

2. 手足太阴与阳明 …………………… (21)
   2·1 手太阴 ………………………… (21)
      2·1·1 手太阴肺经 ……………… (21)
      2·1·2 手太阴络脉 ……………… (23)
      2·1·3 手太阴经别 ……………… (23)
      2·1·4 手太阴经筋 ……………… (24)
   2·2 手阳明 ………………………… (25)
      2·2·1 手阳明大肠经 …………… (25)
      2·2·2 手阳明络脉 ……………… (27)
      2·2·3 手阳明经别 ……………… (27)
      2·2·4 手阳明经筋 ……………… (28)
   2·3 足阳明 ………………………… (29)
      2·3·1 足阳明胃经 ……………… (29)
      2·3·2 足阳明络脉 ……………… (32)
      2·3·3 足阳明经别 ……………… (32)
      2·3·4 足阳明经筋 ……………… (33)
   2·4 足太阴 ………………………… (34)
      2·4·1 足太阴脾经 ……………… (34)
      2·4·2 足太阴络脉 ……………… (37)
      2·4·3 足太阴经别 ……………… (37)
      2·4·4 足太阴经筋 ……………… (37)

3. 手足少阴与太阳 …………………… (41)
   3·1 手少阴 ………………………… (41)
      3·1·1 手少阴心经 ……………… (41)
      3·1·2 手少阴络脉 ……………… (43)
      3·1·3 手少阴经别 ……………… (44)
      3·1·4 手少阴经筋 ……………… (44)
   3·2 手太阳 ………………………… (44)
      3·2·1 手太阳小肠经 …………… (44)
      3·2·2 手太阳络脉 ……………… (46)
      3·2·3 手太阳经别 ……………… (47)
      3·2·4 手太阳经筋 ……………… (47)
   3·3 足太阳 ………………………… (48)
      3·3·1 足太阳膀胱经 …………… (48)
      3·3·2 足太阳络脉 ……………… (51)
      3·3·3 足太阳经别 ……………… (51)
      3·3·4 足太阳经筋 ……………… (51)
   3·4 足少阴 ………………………… (52)
      3·4·1 足少阴肾经 ……………… (53)
      3·4·2 足少阴络脉 ……………… (55)
      3·4·3 足少阴经别 ……………… (55)
      3·4·4 足少阴经筋 ……………… (55)

4. 手足厥阴与少阳 …………………… (59)
   4·1 手厥阴 ………………………… (59)
      4·1·1 手厥阴心包经 …………… (59)
      4·1·2 手厥阴络脉 ……………… (60)
      4·1·3 手厥阴经别 ……………… (60)

目录

- 4.1.4 手厥阴经筋 …………………… (61)
- 4.2 手少阳 ………………………………… (61)
  - 4.2.1 手少阳三焦经 ………………… (61)
  - 4.2.2 手少阳络脉 …………………… (64)
  - 4.2.3 手少阳经别 …………………… (64)
  - 4.2.4 手少阳经筋 …………………… (64)
- 4.3 足少阳 ………………………………… (64)
  - 4.3.1 足少阳胆经 …………………… (64)
  - 4.3.2 足少阳络脉 …………………… (68)
  - 4.3.3 足少阳经别 …………………… (68)
  - 4.3.4 足少阳经筋 …………………… (68)
- 4.4 足厥阴 ………………………………… (70)
  - 4.4.1 足厥阴肝经 …………………… (70)
  - 4.4.2 足厥阴络脉 …………………… (72)
  - 4.4.3 足厥阴经别 …………………… (72)
  - 4.4.4 足厥阴经筋 …………………… (72)

5. 奇经八脉 …………………………………… (76)
- 5.1 督脉 …………………………………… (76)
  - 5.1.1 分布部位 ……………………… (76)
  - 5.1.2 功能与病证 …………………… (78)
- 5.2 任脉 …………………………………… (78)
  - 5.2.1 分布部位 ……………………… (78)
  - 5.2.2 功能与病证 …………………… (80)
- 5.3 冲脉 …………………………………… (80)
  - 5.3.1 分布部位 ……………………… (80)
  - 5.3.2 功能与病证 …………………… (82)
- 5.4 带脉 …………………………………… (82)
  - 5.4.1 分布部位 ……………………… (82)
  - 5.4.2 功能与病证 …………………… (83)
- 5.5 阳跷 阴跷 …………………………… (83)
  - 5.5.1 分布部位 ……………………… (83)
  - 5.5.2 功能与病证 …………………… (85)
- 5.6 阳维、阴维 …………………………… (85)
  - 5.6.1 分布部位 ……………………… (85)
  - 5.6.2 功能与病证 …………………… (87)
- 5.7 奇经八脉的综合作用 ………………… (88)
  - 5.7.1 沟通、联络作用 ……………… (88)
  - 5.7.2 统率、主导作用 ……………… (88)
  - 5.7.3 渗灌、调节作用 ……………… (88)

6. 经络的分部关系和运用 ………………… (90)
- 6.1 根结、标本与气街 …………………… (90)
  - 6.1.1 根结与根、溜、注、入 ……… (90)
  - 6.1.2 标本与气街 …………………… (91)
  - 6.1.3 四海 …………………………… (92)
- 6.2 经络分部 ……………………………… (93)
  - 6.2.1 头面部 ………………………… (93)
  - 6.2.2 颈项咽喉部 …………………… (96)
  - 6.2.3 胸胁腰背部 …………………… (97)
  - 6.2.4 腹部 …………………………… (100)
- 6.3 六经辨证与关、阖、枢 ……………… (100)
  - 6.3.1 六经辨证 ……………………… (101)
  - 6.3.2 关、阖、枢 …………………… (102)
- 6.4 药物归经 ……………………………… (103)
  - 6.4.1 十二经用药 …………………… (103)
  - 6.4.2 奇经八脉用药 ………………… (104)

7. 经络现象及其现代研究 ………………… (106)
- 7.1 经络现象的基本特征 ………………… (106)
  - 7.1.1 循经感传现象的调查 ………… (106)
  - 7.1.2 循经感传现象的特点 ………… (106)
- 7.2 经络现象的近代研究 ………………… (108)
  - 7.2.1 研究概况 ……………………… (108)
  - 7.2.2 关于循经感传出现率 ………… (108)
  - 7.2.3 今后努力方向 ………………… (109)
- 7.3 对经络的各种见解 …………………… (109)
  - 7.3.1 经络与生物电 ………………… (109)
  - 7.3.2 经络与脉管 …………………… (110)
  - 7.3.3 经络与神经节段 ……………… (111)
  - 7.3.4 经络与中枢神经 ……………… (111)
  - 7.3.5 第三平衡论 …………………… (112)
  - 7.3.6 控制论与经络 ………………… (113)
- 7.4 国外对经络研究的概况 ……………… (114)
  - 7.4.1 神经论 ………………………… (114)
  - 7.4.2 肌肉论 ………………………… (114)
  - 7.4.3 特殊结构论 …………………… (114)
  - 7.4.4 整体现象 ……………………… (114)

1 经络概论

祖国医学的经络学说是在医疗实践中逐步形成并不断充实和发展的。早在两千多年前的医学著作《黄帝内经》中已有系统的记载。值得注意的是，《黄帝内经》以外的一些非医学著作中也有零星的记载。从而证明，经络学说的产生已有悠久的历史并有广泛的实践基础。本章拟就经络学说的基本内容和历史发展作一概括的论述。

1·1 经络概念的起源

经络学说来源于医疗实践，其形成和发展，是与我国独特的医疗保健方法如针灸、按摩、气功等的应用分不开的。其基本概念的产生，我们先从有关名词的出现谈起。

1·1·1 血气、脉、经络

经络主运行血气，关于"血气"，在春秋战国时期不少著作中都有提到。记载孔子言论的《论语·季氏》，讲到人的一生分三个阶段：少年时是"血气未定"；壮年时是"血气方刚"；老年时是"血气既衰"。说明这时已把"血气"变化看成是生命的主要特征。在《管子·水地》篇还说："水者地之血气，如筋脉之通流者也。"这里既提到"血气"，又提到"筋脉"，并认为"筋脉"是通流"血气"的。还把地面上的水流比方作人体内的"血气"，地上的水应当流通，人体内"血气"也需要流通。《吕氏春秋·达郁》有类似的记载："凡人三百六十节、九窍、五藏、六府，肌肤欲其比也，血脉欲其通也，筋骨欲其固也，心志欲其和也。"这里提到了人体的一些基本名词："肌肤"意指皮、肉，"血"与"脉"相联系，"筋"与"骨"相联系，这也就是医书中所说的皮、肉、脉、筋、骨（五体）。关于"精气"，在《管子·内业》中已有讨论，说："精也者，气之精者也。"从"气"推论到"精气"，对生命现象的认识又深化了一步。

以上内容，我们可结合《灵枢·经脉》的一段话来理解："人始生，先成精，精成而脑髓生，骨为干，脉为营，筋为刚，肉为墙，皮肤坚而毛发长。谷（饮食）入于胃，脉道以通，血气乃行。"这里把"精"（精气）看成是最基本的东西，而且与脑髓有密切的联系。从内到外，骨、脉、筋、肉、皮肤、毛发，构成了整个形体。饮食物进入胃肠，化生血气，通过"脉道"而运行周身。由此可以看出，作为《黄帝内经》的组成部分《灵枢》，已将当时的有关人体生理的认识作了系统而全面的论述。

脉，本义是指血管，《说文解字》解释作"血理分衺（斜）行体者"。原写作"脈"，又作"衇"；马王堆汉墓帛书又演变为"温"。从字形的构造已说明，古人是将水流现象比拟血流，"辰"就是"派"的意思。

"经""络"名词的出现较"脉"为晚，它是对"脉"作进一步的分析。经，原意是"纵丝"，就是直行主线的意思；络，则是网络的意思。《灵枢·脉度》说："经脉为里，支而横者为络，络之别者为孙。"所说就是将"脉"按大小、深浅的差异分别称作"经脉""络脉"及"孙脉"（孙络）。经、络的名称，在《史记·扁鹊仓公列传》里就有"中经维络"一语，意思是病邪侵犯（中）到经、维、络——也可称它是经脉、维脉、络脉（奇经八脉中有阴维、阳维，经筋中有维筋）。将"经络"二字连在一起出现，在《汉书·艺文志》有说："医经者，原人血脉、经络、骨髓、阴阳、表里,以起百病之本……"这里似乎将"血脉""经络"作了区分,其原意也许是将"血脉"作为总的名称,而"经"和"络"是指脉的类别。《灵枢·口问》有"经络厥绝,脉道不通"一语,也是将"经络"和"脉"并提,意思是经脉、络脉的血气厥逆(经气厥逆)或终绝(经气终绝),脉道也就不通畅了。

经脉、络脉,简称为经络。进一步又按气血虚实和阴阳部位的不同,分别称为"虚经""盛经""阴经""阳经""阴络""阳络""大络""小络""浮络"等,在《素问·调经论》中有较集中的论述。《调经论》还提到"经隧"一名,说"五藏之道皆出于经隧,以行血气;血气不和,百病乃变化而生,是故守经隧焉。"它把"经隧"讲得很重要,正常时运行血气;有病时,诊断治疗都要掌握(守)这个。隧指潜道,"经隧"可理解作经脉内的通道,与"脉道"意义相似。但《调经论》又说:"气有余,则写(泻)其经隧,无伤其经,无出其血,无泄其气。"它要求针刺泻"经隧"而不要损伤"经",不要出血和泄气。似乎"经隧"又指"经"外的通道。

这许多名词的出现,总的是为了分析各种各样的气血运行通道。这通道最为具体而展现在人们眼前的是血管,也就是"脉",但古人由此而扩展出来的许多概念,实际上已大大超出了"脉"的应有范围。关于"脉"字的本义,东汉时许慎的《说文解字》解释作"血理分斜行体者";到了五代时徐锴的《说文解字系传》则补充作"五藏六府之气血分流四肢也"。从单纯"血"补充为"气血",并指出其在脏腑与四肢之间的联系,这大概是吸收了医学理论的结果。

1·1·2 对气血运行的认识

人体上气血运行的现象是形成经络概念的客观依据。气血运行现象,既有一些显而易见的血流现象,更有一些不易于分析的、较为复杂多样的气行现象。"血之与气,异名同类"(《灵枢·营卫生会》),古人是把两者统一起来考虑的。那么从哪些方面认识气血运行的呢?根据《内经》各篇记载,可能来自以下几个方面。

1·1·2·1 针灸、按摩的感应

针灸和按摩都属于外治方法。最初阶段的针灸治疗,大概是按病痛的局部取穴进行针刺或艾灸,即《灵枢·经筋》所说的"以痛为输";此外,还可以找一些并不是压痛,而是按压之后感到舒服的部位进行针刺或艾灸,即所说的"以手疾按之,快然乃刺之"(《灵枢·五邪》)。针刺有可能出血,出血后病症减轻了,出现"见血立已"的效果(《灵枢·杂病》),因而就有专找郁血、充血部位来针刺的,即所说"取血者"(《素问·藏气法时论》);最关重要的是针刺时还可能出现各种感觉传导现象,即所说"气行"。气行的情况因各人的类型不同而有不同。《灵枢·行针》分析这种情况:"或神动而气先针行(过敏),或气与针相逢(正常);或针已出,气独行;或数刺乃知(迟钝)……"针刺要求气至,《灵枢·九针十二原》说:"刺之要,气至而有效。"说明掌握气行现象是取得针灸疗效的关键。

按摩又称推拿,古代与针刺结合应用。针前的取穴和去针之后都要用按摩。如《灵枢·杂病》说:"按已刺,按之立已。"意思是先按压再针刺,针刺后再用按压,病痛就能止住。按压的过程也能出现气行现象。如《素问·调经论》说:"按摩勿释,著针勿斥,移气于(不)足,神气乃得复。"根据《甲乙》和《太素》的本子,原"不足"的"不"字是误添的,应当是"移气于足"。杨上善《太素》注说:"按摩使神气至踵……"意思是用按摩手法使感觉传导到了脚跟,疾病就可康复。针灸、按摩所出现的感传现象,可能是描述经络循行的主要依据。

1·1·2·2 气功的"行气"

气功,古称导引、行气。《灵枢·官能》说:"缓节柔筋而心和调者,可使导引、行气。"认

为肢体灵活、心平气和的人,可让他掌握导引、行气的方法给人治病。导引要运动肢体,行气则要调整呼吸,即《庄子·刻意》所说的:"吹呴呼吸,吐故纳新,熊经、鸟申(伸),为寿而已矣。此道(导)引之士,养形之人,彭祖寿考者之所好也。"战国初期的文物有一佩玉,上刻有文字,名《行气玉佩铭》。铭文说:"深则蓄,蓄则伸,伸则下……"这是关于气功行气过程的描述。意思是呼吸深沉使气积蓄(于丹田)会出现气的上下运行。后人称这种现象为"小周天"。在马王堆汉墓出土的帛书中,有一幅画有各种姿势的"导引图"与记载十一条脉的文字连在一起,说明导引、行气与经络学说的关系是很密切的。

1·1·2·3 疾病症候

针灸、按摩、气功等方法都是用于治病,从疾病证候的表现可反映气血运行的异常现象。如出现上下相连、内外相应的病痛等。《灵枢·经脉》说的"当脉所过者热、肿";《灵枢·周痹》说的"上下移徙随脉""随脉以上,随脉以下";《素问·藏气法时论》说的"心病者,胸中痛,胁支满,膺背肩甲间痛,两臂内痛"。这些都是把病痛出现的部位直接与"脉"联系起来,构成了上下内外相通的病理概念。所以每一经脉或络脉,于循行路线之后都记述其有关病候。

1·1·2·4 穴位主治作用

针灸治疗,从局部取穴的"以痛为输"发展到根据穴位的主治作用来选穴,即所说"治主病者"(《素问·厥论》),这在认识上是一个飞跃。"治主病者"已是掌握了穴位主治的一定的规律性,认识到穴位非仅能治疗局部的病痛,还能治疗有关的远隔部位的病痛。如《灵枢·终始》说:"病在上者下取之,病在下者高取之;病在头者取之足,病在腰者取之腘。"为什么上病可以下取,下病可以上取,头病可以取足,腰病可以取腘,其中必然存在一定的联系途径。经络学说所表述的循行路线,可能是结合了这方面的认识。这种联系,主要是指四肢部穴位与头身之间的主治联系,以及头身部穴位与脏腑、五官之间的主治联系。不同部位各有一些代表性穴位,近人把它总称为特定穴。

1·1·2·5 解剖知识

《灵枢·经水》说:"若夫八尺之士,皮肉在此,外可度量切循而得之,其死可解剖而视之……十二经之多血少气,与其少血多气,与其皆多血气,与其皆少血气,皆有大数。其治以针灸,各调其经气。"须加注意的是,这里首先讲到对正常的人可以通过外部的测量、按压、抚摩而探知经络气血的活动;其次才讲到对于死人还可以解剖开来观察。应当认为,前者(度量,切循)是主要的、易做到的方法,后者(解剖)则是配合性的、不易于做到的方法。说明古人认识经络不是以解剖观察为主,而是以按摩、针灸等方法为主,在临床上发现若干规律性现象,进而把它结合到一定的解剖知识来进行描述。

1·2 理论系统的形成

经络学说从简单的概念逐步形成系统的理论,中间还受到当时盛行的阴阳五行学说的影响。阴阳五行学说渗透到经络的命名、脏腑属络及其与天地相应等各部分,就其形成过程分述如下。

1·2·1 经络的命名

经络系统大都以阴阳来命名。一切事物都可分为阴和阳两方面,两者之间又是互相联系的。经络的命名就包含有这种意思。一阴一阳衍化为三阴三阳,相互之间具有对应关系(表里相合):

$$阴\begin{cases}太阴——阳明\\少阴——太阳\\厥阴——少阳\end{cases}阳$$

三阴三阳是从阴阳气的盛衰（多少）来分：阴气最盛为太阴，其次为少阴，再次为厥阴；阳气最盛为阳明，其次为太阳，再次为少阳。《素问·至真要大论》说："愿闻阴阳之三也，何谓？""气有多少异用也。""阳明何谓也？""两阳合明也。""厥阴何也？""两阴交尽也。"

三阴三阳的名称广泛应用于经络的命名，包括经脉、经别、络脉、经筋都是如此。分布于上肢内侧的为手三阴（手太阴、手少阴、手厥阴），外侧的为手三阳（手阳明、手太阳、手少阳）；下肢外侧的为足三阳（足阳明、足太阳、足少阳），内侧的为足三阴（足太阴、足少阴、足厥阴）。从手足（上下肢）阴阳的命名可以看出，经络学说的形成与四肢的关系是最为密切的。

在马王堆汉墓出土的帛书中有关于十一脉的两种写本（第二种又分甲、乙两种本子，文字基本相同），这是较《内经》为早的古代经络学说文献。十一脉的名称，是以"臂""足"分阴阳，与手足分阴阳的意义是一致的。

1·2·2　经络与脏腑的关系

经络以分布于肢体内侧的为阴，分布于肢体外侧的为阳。内脏则以"藏精气而不泻"的称脏，为阴；"传化物而不藏"的称腑，为阳。两者结合起来，即阴经属于脏，阳经属于腑。从帛书十一脉的名称及其内容看，还没有这种确定的联系；在《灵枢·经脉》中才有了系统全面的记载，确定阴经属于脏而络于腑，阳经属于腑而络于脏，构成了阴与阳、脏与腑之间的表里相合关系。《素问·阴阳应象大论》说的："上古圣人，论理人形，列别藏府，端络经脉，会通六合，各从其经，气穴所发，各有处、名，溪谷属骨，皆有所起，分部逆从，各有条理，四时阴阳，尽有经纪，外内之应，皆有表里。"即概括了这一情况。

脏腑是以脏为主。脏之在胸者（肺、心）联系手阴经，在腹者（脾、肝、肾）联系足阴经；六腑则各随其表里相合关系与阳经相联系（六腑下合穴都在足三阳经上），手足阳经总的都是分布到头部。这样，手足阴阳经与头面胸腹之间就构成了一种特定的联系：

手　阴　经——胸
足　阴　经——腹
手足阳经——头

这种联系，帛书的记载也是基本一致。所不同者，帛书记载十一脉的走行，绝大多数从四肢部开始，各脉之间不是互相衔接；在《灵枢·经脉》则有顺有逆，各经脉之间互相连接。这也就是《灵枢·逆顺肥瘦》所说的"脉行之逆顺"："手之三阴，从藏走手；手之三阳，从手走头；足之三阳，从头走足；足之三阴，从足走腹。"手足各经脉互相连接，说明气血运行是"阴阳相贯，如环无端"的。

1·2·3　经络与自然界的关系

《灵枢·脉度》说："气之不得无行也，如水之流，如日月之行不休。故阴脉营其藏、阳脉营其府，如环之无端，莫知其纪，终而复始。"这里还把气血运行与自然界的水流和日月的运行现象联系起来，从而提出"人与天地相参""与日月相应"的论点。

根据《灵枢·营卫生会》等篇的论述："气"来自饮食物（谷），经胃传到肺，进而五脏六腑都得到"气"，其中清的称做营气，运行于脉中；浊的称做卫气，散布到脉外。营气是"常营无已,周而复始";卫气则日行于阳,夜行于阴,"与天地同纪"。

"人与天地相应"的观点,在经络学说中有其重要性。应加分析,这一观点与董仲舒的"天人合一"论有所不同。"天人合一"是以天为主体,将人身的一切附合于天;"人与天地相应"是以人为主体,说明人生活于天地之间,与自然界是息息相关的,气血活动也像自然现象一样是有一定的节律的。如《素问·八正神明论》说:"天温日明,则人血淖液而卫气浮,故血易写,气易行;天寒日阴,则人血凝泣而卫气沉……是以因天时而调血气也。"

总的看来,经络学说的形成与阴阳五行是紧密结合的,阴阳五行,主要的是阴阳,或说四时阴阳。如《素问·四气调神论》所说:"四时阴阳者,万物之根本也。""阴阳四时者,万物之终始也。"经络学说在阐述人体气血运行与自然界的关系时都贯穿着这一基本观点,以致将经络的数目也与时令配合起来解释。如《灵枢·五乱》说:"经脉十二者,以应十二月;十二月者,分为四时;四时者,春、秋、冬、夏,其气各异……"由此说明,人体通过气血的运行构成有机整体,而人体与自然界又是统一的。

1·2·4 经络系统的主要内容

经络作为运行气血的通道,是以十二经脉为主,其"内属于府藏,外络于支节",将人体内外连贯起来,成为一个有机的整体。十二经别,是十二经脉在胸、腹及头部的重要支脉,沟通脏腑,加强表里经的联系。十五络脉,是十二经脉在四肢部以及躯干前、后、侧三部的重要支脉,起沟通表里和渗灌气血的作用。奇经八脉,是具有特殊作用的经脉,对其余经络起统率、联络和调节气血盛衰的作用。此外,经络的外部,筋肉也受经络支配分为十二经筋;皮肤也按经络的分布分为十二皮部。以上内容列简表如下(表1-1)。

表1-1 经络系统简表

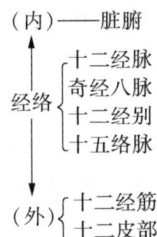

经脉、络脉、经别、经筋,以及奇经八脉,均可分为阴阳两类;其中十二经脉,据其所属脏腑又可分为五行。经络系统的对合关系见下表(表1-2)。

表1-2 经络系统阴阳五行对合表

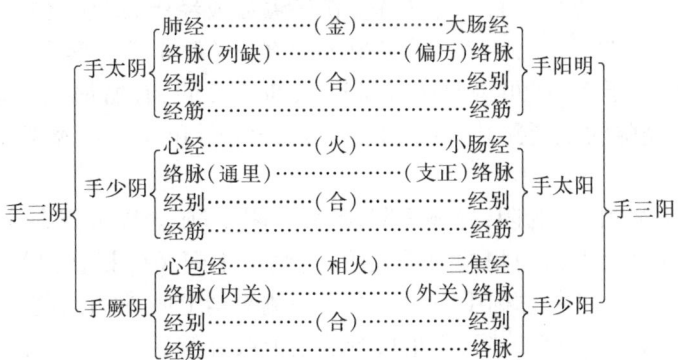

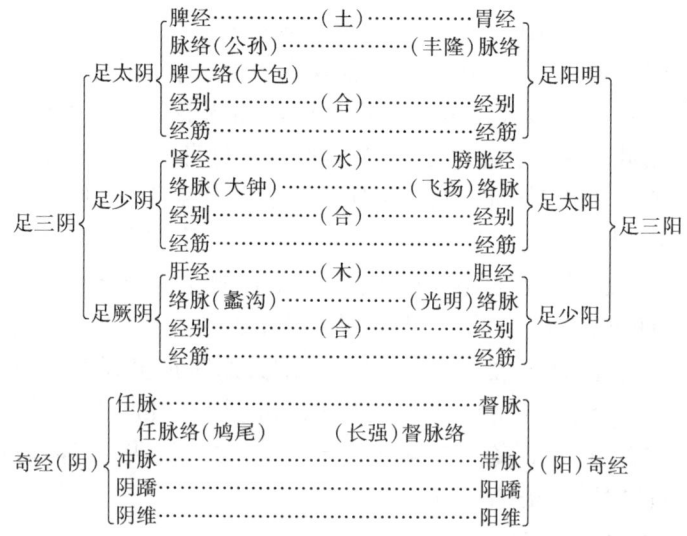

1·3 经络系统的概貌

经络系统,包括十二经脉、奇经八脉、十二经别、十五络脉,及其外围所联系的十二经筋和十二皮部。现就其分布概况分别介绍如下。

1·3·1 十二经脉

十二经脉是经络学说的主要内容。"十二经脉者,内属于府藏,外络于支节",这概括说明了十二经脉的分布特点:内部,隶属于脏腑;外部,分布于躯体。又因为经脉是"行血气"的,其循行有一定方向,就是所说的"脉行之逆顺",后来称为"流注";各经脉之间还通过分支,互相联系,就是所说的"外内之应,皆有表里"。以下就按外行、内行、流注、表里四段进行介绍。

1·3·1·1 外行部分

十二经脉"外络于支节"。支,指四肢;节,指骨节,又可指穴位。这些体表部位能反映脏腑的功能活动,所以《灵枢·师传》说:"身形支节者,藏府之盖也。"关于"节",《内经》多处作了阐述。《灵枢·九针十二原》:"节之交,三百六十五会。""所言节者,神气之所游行出入也,非皮肉筋骨也。"《灵枢·小针解》解释说:"节之交,三百六十五会者,络脉之渗灌诸节者也。"意指细小的络脉分布到各穴位,这里不同于一般的皮肉筋骨,而具有特殊性能。它能渗灌气血,反映病痛,并接受针灸等治疗刺激以补虚泻实、防病治病。故《素问·调经论》说:"夫十二经脉者,皆络三百六十五节,节有病必被经脉,经脉之病,皆有虚实。"三百六十五是约数,又有称"三百六十节"(《灵枢·邪客》、《韩非子·解老》)。我们把"节"理解为穴位,这样"外络于支节"可说是指经脉联系到体表的、有所属穴位的一些通路,或称"有穴通路",这是经脉的主要路线(主线)。一般经穴图和经穴模型都表示这些内容(图1-1~图1-3)。

① 四肢部:四肢的内侧为阴,外侧为阳,各分三阴、三阳。以大指在前、小指在后的体位描述,上肢内侧面前缘及大指桡侧端为手太阴,内侧面中间及中指桡侧端为手厥阴,内侧面后缘及小指桡侧端为手少阴,总称手三阴。次指桡侧端至上肢外侧面前缘为手阳明,无名指尺侧端至上肢外侧面中间为手少阳,小指尺侧端至上肢外侧后缘为手太阳,总称手三阳。

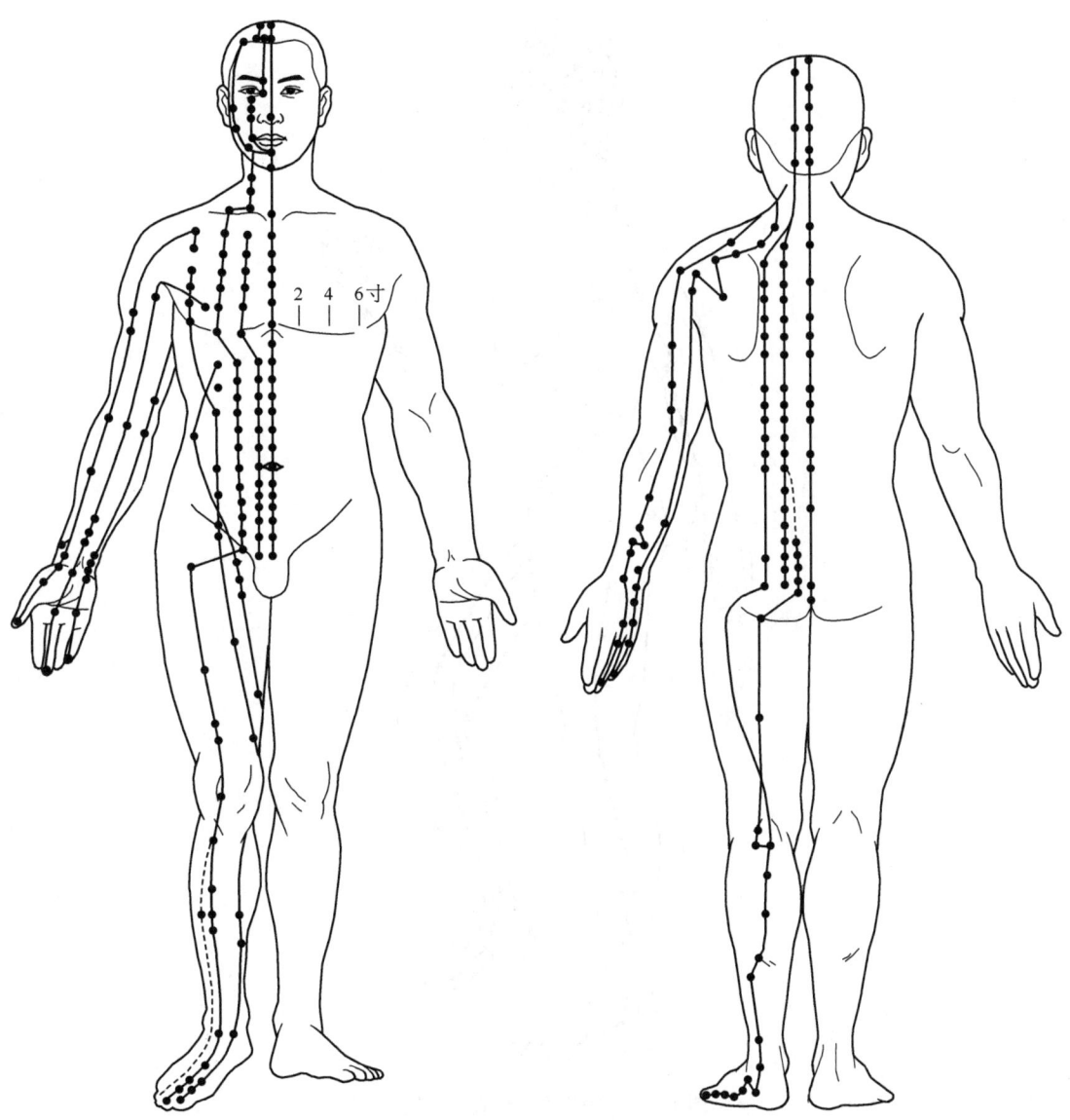

图 1-1 十四经分布概况（正面）　　　　图 1-2 十四经分布概况（背面）

下肢外侧面前缘及次趾外侧端为足阳明，外侧面中间及第四趾外侧端为足少阳，外侧面后缘及小趾外侧端为足太阳，总称足三阳。大趾内侧端及下肢内侧面中间转至前缘为足太阴，大趾外侧端及下肢内侧面前缘转至中间为足厥阴，小趾下经足心至下肢内侧面后缘为足少阴，总称足三阴。

以上的分布，大致是太阴、阳明在前，厥阴、少阳在中（侧），少阴、太阳在后，只有足厥阴有例外的曲折、交叉情况。

② 头和躯干部：十二经脉行于头和躯干部，其有穴通路如下。

$$
手三阴\begin{cases}手太阴——上胸外侧（第三侧线上段）；\\ 手厥阴——乳旁；\\ 手少阴——腋下。\end{cases}
$$

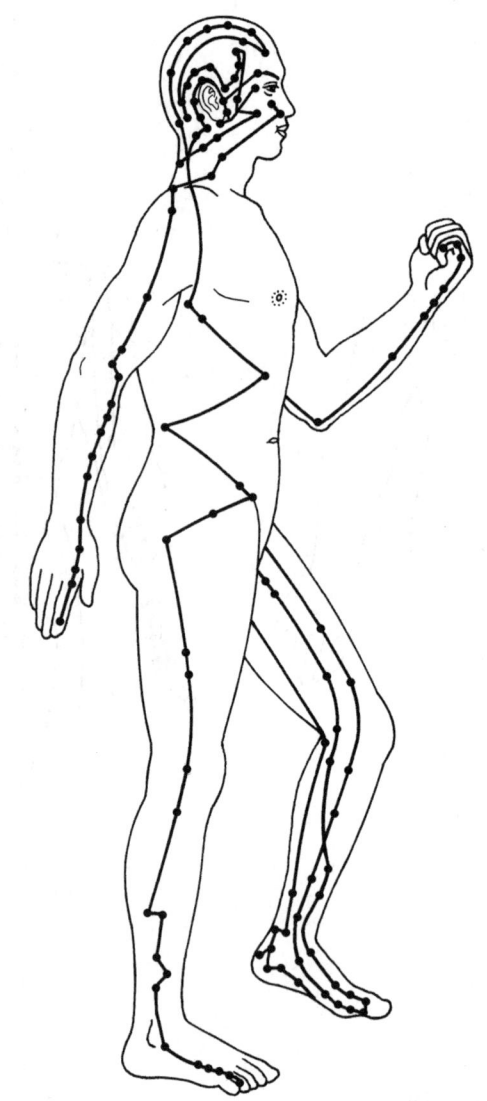

图 1-3 十四经分布概况(侧面)

手三阳 { 手阳明——肩前,颈,下齿,鼻旁;
手少阳——肩上,颈,耳后,眉梢;
手太阳——肩胛,颈,耳前。

足三阳 { 足阳明——目下,面周,颈前,胸腹第二侧线;
足少阳——外眦,头颞,项侧,胁腰侧;
足太阳——内眦,头顶第一侧线,项后,背腰第一、二侧线,骶。

足三阴 { 足太阴——胸腹第三侧线;
足厥阴——阴部,胁部;
足少阴——胸腹第一侧线。

——以上的分布,大致是手三阴联系胸;手足三阳都联系头,故称"头为诸阳之会";足三阴则联系腹及胸。其中阳经分布最广，大致情况是阳明行于身前，少阳行于身侧，太阳行于身后，在头部也是如此。

1·3·1·2 内行部分

十二经脉"内属于府藏"，即指其内行部分。脏腑以腑为阳、脏为阴。手三阴联系于胸部，其内属于肺、心包、心；足三阴联系于腹部，其内属于脾、肝、肾，这就是所说的"阴脉营其藏"。阳经各属于腑，足三阳内属于胃、胆、膀胱；手三阳内属于大肠、三焦、小肠，这就是所说的"阳脉营其腑"。因为六腑位于腹部，与足三阳经的关系特别密切，所以在足三阳经上六腑各有"合"穴。

阴经属于脏，阳经属于腑，两者之间又相互联络，构成属于脏者络于腑、属于腑者络于脏的"相合"关系。

对经脉与脏腑的联系，除"属""络"之外还应结合其循行所过以及经别、络脉等记载全面了解。

表1-3 十二经脉分布部位简表

十二经脉		外　　部	内　　部
手三阴	手太阴肺经	胸旁→上肢内侧前→大指	属肺，络大肠
	手厥阴心包经	乳旁→上肢内侧中→中指	属心包，络三焦
	手少阴心经	腋下→上肢内侧后→小指	属心系，络小肠
手三阳	手阳明大肠经	鼻旁←颈←肩前←上肢外侧前←次指	属大肠，络肺
	手少阳三焦经	眉梢←耳后←颈←肩后←上肢外侧中←无名指	属三焦，络心包
	手太阳小肠经	耳前←颈←肩胛←上肢外侧后←小指	属小肠，络心
足三阳	足阳明胃经	目下→面周→颈前→胸腹第二侧线→下肢外侧前→次趾	属胃，络脾
	足少阳胆经	外眦→头颞→项侧→胁腰侧→下肢外侧中→第四趾	属胆，络肝
	足太阳膀胱经	内眦→头顶第一侧线→项→背腰第一、二侧线→骶→下肢外侧后→小趾	络脑，络肾，属膀胱
足三阴	足太阴脾经	胸腹第三侧线←下肢内侧前、中←大趾内	属脾，络胃
	足厥阴肝经	胁部←阴部←下肢内侧中、前←大趾外	属肝，络胆
	足少阴肾经	胸腹第一侧线←下肢内侧后←足心←小趾下	属肾，络膀胱，络心

1·3·1·3 流注关系

十二经脉的走向有的上行，有的下行，这就是所说的"脉行之逆顺"，有了逆顺，十二经脉之间就可连贯起来，构成"如环之无端"的气血流注关系。这样，十二经脉的排列次序一般不按三阴三阳，而是按流注顺序。从流注关系可以说明经脉的走向，还可以说明经脉之间的一些分支。经脉的末端除了两经直接相通外，有的是通过分支而互相连接的。其相互衔接情况如下表（表1-4）。

十二经脉主运行气血，营气行于脉中，卫气则散布到脉外。营气的运行的顺序也就是十二经脉的顺序，而且与前后正中的督脉和任脉也相通。这种流注关系如下表（表1-5）。

表 1-4　十二经脉相互衔接表

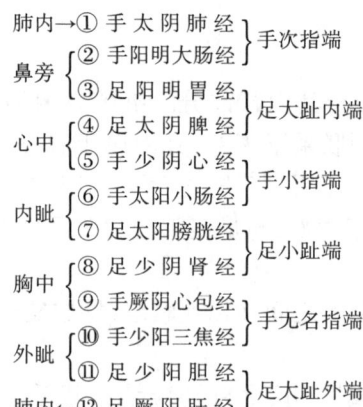

表 1-5　十二(四)经脉流注表

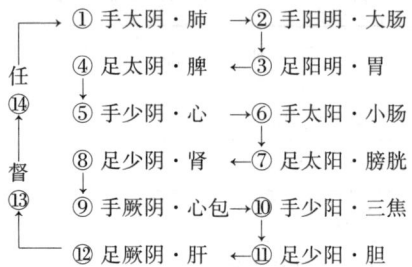

1·3·1·4　表里关系

经脉"内属于府藏，外络于支节"，总的是说明人体功能是内外相通的。内可以应于外，外可以应于内，这种内外相应关系，我们应当结合经脉所属的病证(病候)及其所主(治)病证去理解。内脏疾病，在外部的有关部位上有所反应，这是内应于外；在外部的有关部位上进行针灸、按摩等治法能治疗内部脏器的疾病，这是外应于内。经脉走向的顺逆关系，只是说明气血运行互相连贯这一道理，但不能看成经脉只有单方向的作用。此外，阴经(里)与阳经(表)之间也不是截然分开，而是有其一致的一面。在说明这种关系时，着重提出"表里相合"。这除了经脉一阴一阳的互相衔接、脏与腑互相属络之外，还有经别和络脉的表里沟通，进一步增强了这方面的联系。这种相合关系，古人还结合五行学说来表述。经脉、脏腑与五行的关系如下表(表 1-6)。

表 1-6　经脉脏腑配合五行表

阴经(里)	手太阴肺	足少阴肾	足厥阴肝	手少阴心	足太阴脾	手厥阴心包
五行	金	水	木	火	土	相火
阳经(表)	手阳明大肠	足太阳膀胱	足少阳胆	手太阳小肠	足阳明胃	手少阳三焦

1·3·2　奇经八脉

奇经八脉的分布部位与十二经脉纵横交互，其中督脉行于后正中线，任脉行于前正中线,各有本经所属穴位;其余冲、带、蹻、维六脉的穴位均见于以上各经。冲脉行于腹部第一侧线,交会足少阴经穴;带脉横行腰部,交会足少阳经穴;阳蹻行于下肢外侧及肩、头部,交会足太阳等经穴;阴蹻行于下肢内侧及眼,交会足少阴经穴;阳维行于下肢外侧、肩和头项,交会足太阳等经及督脉穴;阴维行于下肢内侧、腹第三侧线和颈部,交会足少阴等经及任脉穴。奇经八脉的分布部位及其交会于他经关系如下表(表1-7)。

表1-7 奇经八脉分布和交会经脉简表

八 脉	分 布 部 位	交 会 经 脉
督脉	后正中线	足太阳、任
任脉	前正中线	足阳明、督
冲脉	腹第一侧线	足少阴
带脉	腰侧	足少阳
阳蹻	下肢外侧、肩、头部	足太阳、足少阳、手太阳、手阳明、足阳明
阴蹻	下肢内侧、眼	足少阴
阳维	下肢外侧、肩、头项	足太阳、足少阳、手太阳、手少阳、督
阴维	下肢内侧、腹第三侧线、颈	足少阴、足太阴、足厥阴、任

1·3·3 十二经别

十二经别是从十二经脉分出,分布于胸腹和头部,沟通表里两经并加强与脏腑的联系,其间有"离、合、出、入"的关系。从十二经脉分出称"离"(别),进入胸腹腔称"入",于头颈部出来称"出",又与表里经脉会合称"合"。手足三阴三阳共组成六对,称"六合"。其分布概况如下表(表1-8)。

表1-8 十二经别分布部位简表

经别 \ 分布	别,入	胸腹部	出	合
足太阳 足少阴	入腘中,入肛 至腘中,合太阳	属膀胱,之肾,散心 至肾,系舌本	出于项	足太阳
足少阳 足厥阴	入毛际,入季肋间 至毛际,合少阳	属胆,上肝,贯心,夹咽 与别俱行	出颐颔中	足少阳
足阳明 足太阴	至髀,入腹里 至髀,合阳明	属胃,散脾,通心,循咽 与别俱行,络咽,贯舌本	出于口	足阳明
手太阳 手少阴	入腋 入腋	走心,系小肠 属心,走喉咙	出于面	手太阳
手少阳 手厥阴	入缺盆 下腋三寸入胸中	走三焦,散胸中 属三焦,循喉咙	出耳后	手少阳
手阳明 手太阴	入柱骨之下 入腋	走大肠,属肺 入走肺,散大肠	出缺盆	手阳明

1·3·4 十五络脉

十二经脉在四肢部各分出一络,再加躯干部的任脉络(身前)、督脉络(身后)及脾之大络(身侧),总为十五络脉。四肢部的十二络,主要沟通表里两经,又有循行路线补充经脉循行的不足;躯干部的三络,分布于身前、身后、身侧,起渗灌气血的作用。络脉与经别都是加强表里两经间的关系,所不同者:经别主内,没有所属穴位,也没有所主病症;络脉则主外,各有一络穴,并有所主病症。十五络脉的穴名和分布部位如下表(表1-9)。

表1-9 十五络脉分布部位简表

络 脉	穴 名	分 布 部 位
手太阴络	列缺	腕上寸半,别(分支)走手阳明
手厥阴络	内关	腕上二寸,别走手少阳
手少阴络	通里	腕上寸半,别走手太阳
手阳明络	偏历	腕上三寸,别入手太阴
手少阳络	外关	腕上二寸,合手厥阴
手太阳络	支正	腕上五寸,内注手少阴
足阳明络	丰隆	外踝上八寸,别走足太阴
足少阳络	光明	外踝上五寸,别走足厥阴
足太阳络	飞扬	外踝上七寸,别走足少阴
足太阴络	公孙	本节后一寸,别走足阳明
足厥阴络	蠡沟	内踝上五寸,别走足少阳
足少阴络	大钟	内踝后绕跟,别走足太阳
任脉络	鸠尾	下鸠尾,散于腹
督脉络	长强	挟膂上项,散头上
脾之大络	大包	出渊腋下三寸,布胸胁

1·3·5 十二经筋

"筋",《说文》解释作"肉之力也",意指能产生力量的肌肉;而"腱"是"筋之本",是筋附着于骨骼的部分。全身筋肉按部位分为手足三阴三阳,即十二经筋。经筋各起于四肢末端,结聚于关节和骨骼部,有的进入胸腹腔,但不像经脉那样属络脏腑。筋有大小,或散布成片。杨上善说:"筋有大筋、小筋、膜筋……其有起维筋、缓筋等皆是大筋别名。"十二经筋的分布部位,按四肢、躯干、头部列表如下(表1-10)。

表1-10 十二经筋分布部位简表

经筋\分布	四 肢	躯 干	头 部
足太阳之筋	小趾上,外踝,踵,膝,腘	臀,夹脊,肩髃,缺盆	项,舌本,枕骨,头,鼻,目上,鼻旁,完骨
足少阳之筋	第四趾上,外踝,膝外侧,外辅骨,髀,伏兔	尻,季胁,腋前,膺乳,缺盆	耳后,额角,颠上,颔,鼻旁,外眦
足阳明之筋	中三趾,跗上,膝外侧,胫,膝外辅骨,伏兔,髀	髀枢,胁,脊,阴器,腹,缺盆	颈,口,鼻旁,鼻上,目下,耳前

(续上表)

经筋＼分布	四　肢	躯　干	头　部
足太阴之筋	大趾内侧,内踝,膝内辅骨,阴股,髀	阴器,腹,脐,腹里,胁,胸中,脊	
足少阴之筋	小趾下,内踝下,内辅下,阴股	阴器,脊内,夹膂	项,枕骨
足厥阴之筋	大趾,内踝前,胫,内辅下,阴股	阴器	
手太阳之筋	小指上,腕,肘内锐骨,腋下	肩甲	颈,耳后完骨,耳中,耳上,颔,外眦,耳前,额,角
手少阳之筋	无名指,腕,肘	肩	颈,曲颊,舌本,耳前,外眦,角
手阳明之筋	次指,腕,肘外,肩髃	肩甲,夹脊	颈,颊,鼻旁,角,颔
手太阴之筋	大指上,鱼后,寸口外侧,肘中,腋下	缺盆,肩前髃,胸里,膈,季肋	
手少阴之筋	小指内侧,锐骨,肘内侧,腋	乳里,胸中,膈,脐	
手厥阴之筋	中指,肘内侧,臂阴,腋下	前后夹胁,胸中,膈	

1·3·6 十二皮部

经脉、经别、络脉、经筋,大体上都是分手足三阴三阳,在体表的皮肤也是按经络来分区,称作皮部。《素问·皮部论》说:"皮者脉之部也。邪客于皮则腠理开,开则邪入客于络脉,络脉满则注于经脉,经脉满则入舍于府藏也。"这样,皮——络——经——腑——脏,成为疾病传变的层次;脏腑、经络的病变能反映到皮部,如所说"其色多青则痛,多黑则痹,黄赤则热,多白则寒"等。从外部的诊察和施治则可推断和治疗内部的疾病。临床上的皮肤针、刺络、敷贴等法,都结合皮部理论运用。十二皮部在诊断、治疗时手足相通,所谓"上下同法"。杨上善说:"阳明之脉有手有足,手则为上,足则为下。又手阳明在手为下,在头为上;足阳明在头为上,在足为下。诊色、行针皆同法也。余皆仿此。"十二皮部合为六经皮部,各有专名,这在六经辨证上有重要意义。其名称见下表(表1-11)。

表1-11　六经皮部名称表

六经名	太阳	阳明	少阳	太阴	少阴	厥阴
皮部名	关枢	害蜚	枢持	关蛰	枢儒	害肩

六经皮部的大体划分参见附图(图1-4、1-5)。

1·4　经络的功能

《灵枢·经脉》曾经指出:"经脉者,所以决死生,处百病,调虚实,不可不通。"这里概括说明了经络系统在生理、病理和防治疾病方面的重要性,又可理解为经络系统有三方面的功能:在生理方面,有运行气血、协调阴阳的功能;在病理方面,有抗御病邪、反映证候的功能;在防治疾病方面,有传导感应、调整虚实的功能。下面就分三点讨论。

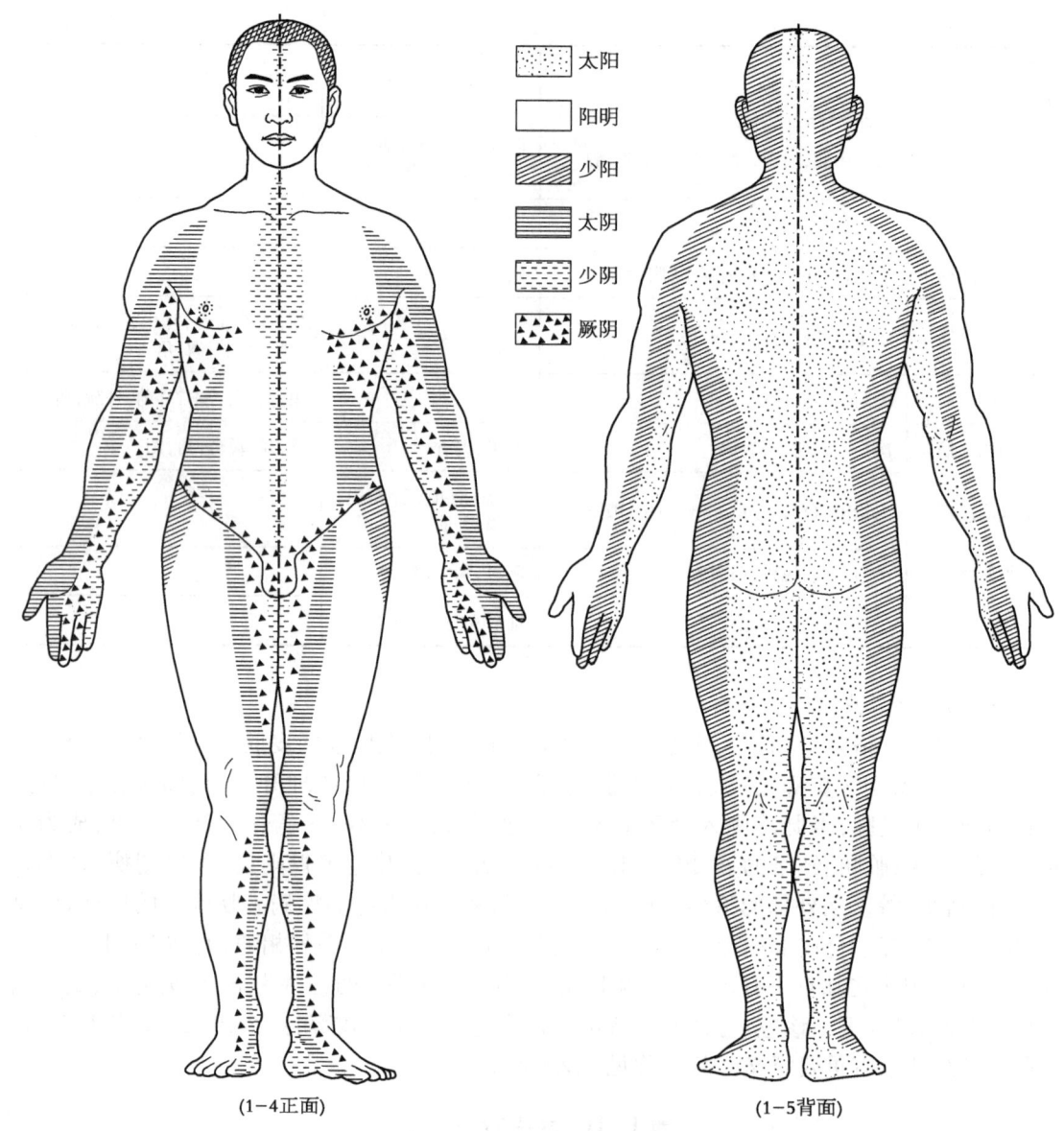

图 1-4~5　六经皮部分布图

1·4·1　运行气血，协调阴阳

《灵枢·本藏》论经络的作用是"行血气而营阴阳"。其运行血气的动力，首先要联系到"宗气"。《灵枢·邪客》："宗气积于胸中，出于喉咙，以贯心脉而行呼吸。"《太素》"心脉"作"心肺"，可知宗气是概括了心肺的活动功能。其次要联系到出自"脐下、肾间"的"原(元)气"。《难经·八难》着重指出"脐下、肾间动气"是"五脏六腑之本，十二经脉之根"，它是由肾脏中所贮藏的"精气"转化而成，是推动人体生命活动的根本动力。此外，营气和卫气的产生则是依赖于饮食，是由"水谷之气"转化而成：营气是一种具有营养作用的物质，它可以变化为血液；卫气是一种具有保卫作用的物质，它能够抵抗病邪的侵犯，有调节体温、管理汗液分泌、充实皮肤和营养肌肉等作用。营气运行于脉中，卫气还可以散布到脉外的体表。这样,由于原气和宗气的参与和推动,营气、卫气在经络中得以周流不息地运行,并渗透散布到各器官组织中去。这就是经络"行血气"的功能。

经络将气血输送到全身各部,"内溉脏腑,外濡腠理"(《灵枢·脉度》),从而使体内的脏腑和体表的五官七窍、皮肉筋骨,均能紧密配合,协调一致。"营阴阳",除了指经络遍布全身内外、营养所有的器官外,还包含有协调阴阳的意义。如人体的内外、上下、左右、前后、脏腑、表里之间,由于经脉的联系得以保持相对的平衡,同时气血盛衰和功能动静等也都有了正常的节律。阴阳这一对概念,可以概指对立而又统一的机体功能的两个方面。运行气血、协调阴阳,是经络的主要功能,两者之间是紧密结合的。

1·4·2 抗御病邪,反映证候

在疾病情况下,经络有抗御病邪、反映证候的功能。《素问·气穴论》说"孙络"能"以溢奇邪,以通营卫",这是因为孙络的分布范围最广,最先接触到病邪,而营卫——特别是卫气,就是通过孙络散布到全身。当病邪侵犯时,孙络和卫气发挥了重要的抗御作用。临床上发现的体表反应点,一般均可从孙络的"溢奇邪""通营卫"的作用来理解。穴位(包括反应点)是孙络分布的所在,也是卫气所停留和邪气所侵犯的部位,即《素问·五藏生成》所说:"……此皆卫气之所留止,邪气之所客也,针石缘而去之。"正邪交争,在体表部位可出现异常现象。如果疾病发展,则可由表及里,从孙络、络脉、经脉……逐步深入,并出现相应的证候(参见《灵枢·百病始生》)。温病学派运用"卫、气、营、血"概念来分析热性病发展过程的浅深关系,其理论依据也是以经络运行营卫血气的生理功能为基础。经络及其所运行的营卫血气,是有层次地抗御病邪,同时也有层次地反映证候。

经络反映证候,可分局部的、一经的、数经的和整体的。一般来说,经络气血阻滞而不通畅,就会造成有关部位的疼痛或肿胀;气血郁积而化热,则出现红、肿、热、痛。这些都属经络的实证。如果气血运行不足,就会出现病变部位麻木不仁、肌肤萎软及功能减退等。这些都属经络的虚证。如果经络的阳气(包括卫气、原气)不足,就会出现局部发凉或全身怕冷等症状,这就是《素问·疟论》所说的"阳虚则寒";经络的阴气(包括营气、血液)不足而阳气亢盛,则会出现五心烦热(阴虚内热)或全身发热等症状,这就是所说的"阴虚而阳盛,阳盛则热"。可见寒热虚实的多种证候都是以经络的阴阳气血盛衰为根据。

经络与经络之间,经络与脏腑之间,在反映证候上也是互相联系。如《伤寒论》一书所总结的热性病的"六经传变"规律,疾病的发展由表入里,可以从太阳经传至阳明经或少阳经,也可以由三阳经传入三阴经。在经络和脏腑之间病邪也可以相传,如太阳病可出现"热结膀胱"和小肠的腑证,阳明病也有"胃家实"证等。

关于十二经脉、奇经八脉、络脉、经筋等各有所属病证,是各经络所反映的证候,同时又是该经络穴位所能主治的适应证,两者是一致的。由此可以理解,运用针灸等治法激发了经络本身抗御病邪的功能,从而使它有关的病证好转。抗御病邪、反映证候,是正邪交争的错综表现,针灸等治法就是以达到扶正祛邪、调整阴阳的偏胜为目的。

1·4·3 传导感应,调整虚实

针灸、按摩、气功等方法所以能防病治病,是基于经络具有传导感应和调整虚实的功能。《灵枢·官能》说:"审于调气,明于经隧。"这是说,运用针灸等治法要讲究"调气",要明了经络的通路。针刺中的"得气"现象和"气行"现象是经络传导感应功能的表现。前面已经提到,与经络密切相关的有原气、宗气、营气、卫气,这可概称为"经气",这是将"经"与"气"紧密结合起来说明经络的多种功能,经气所表现出来的生命现象又概括地叫做"神气"。《黄庭内景经》中说:"泥丸、百节皆有神。"意思是脑子以及全身百节都有神气活动。针刺中的"得气""行气"等感觉现象说的是"气",而这"气"是与"神"密切相联,所谓"气行则神行,神行则气行"(张志聪:《灵枢集注·行针》),因此关于经络传导感应的功能又可说是"神气"的活动。"神"与脑有关(李时珍《本草纲目》辛夷条:"脑为元神之府"),在《灵枢·本神》篇里主要把它说成与"心"和"脉"有关,说"心藏脉,脉舍神"以及"心怵惕思虑则伤神"等。从"脉舍神"的意义来理解,可见经络与神气活动是直接结合在一起的。

经络在正常情况下能运行气血和协调阴阳,在疾病情况下则出现气血不和及阴阳偏胜的虚实证候,这时运用针灸等治法以"调气""治神",在于扶正祛邪使能恢复到正常的状态。经络的调整虚实功能是以它正常情况下的协调阴阳作用为基础,针灸等治法就是通过适当的穴位和运用适量的刺激方法激发经络本身的功能,能使"泻其有余,补其不足,阴阳平复"(《灵枢·刺节真邪》)。关于经络的调整虚实的功能,临床上有许多事实可供证明。例如,针刺健康人和病人的足三里和手三里时,原来胃弛缓的,可以使收缩波加强;胃紧张的,可以使之弛缓。这种影响对病人更为明显。实验证明,针刺有关经络的穴位对各脏腑功能都有调整的作用,即原来亢进的可以使之抑制,抑制的可以使之兴奋。临床研究还证明,不同的经络穴位且具有相对的特异性。例如,针刺心经和心包经的神门、曲泽、内关等穴治疗心律失常获得较好的疗效,心电图检查显示心律调整,心肌劳损也有好转,而针刺脾经上的三阴交、胃经上的足三里和膀胱经上的昆仑等穴,则效果较差。通过 X 线钡餐检查以及胃计波摄影发现,正常人胃蠕动较少者针刺足三里后胃蠕动增多,波幅增大,针刺非穴位则变化不明显等。

1·5 临床运用和发展

经络学说在临床上的运用和发展概况,就分经辨证、循经考穴、子午流注、药物归经及历代关于经络的著述几方面进行介绍。

1·5·1 分经辨证

经络循行路线与疾病证候的反映部位有关。《灵枢·经脉》于论述每条经脉循行路线之后,接着即以"是动则病……"开头,罗列有关病证。意指本经脉变动异常就会发生疾病。接着又以"是主某所生病者……"开头,罗列有关病证。意指本经脉(穴位)能主治这些病证。这一内容,在帛书中已有相同的记载,可见早期的经络文献已把疾病与"脉"联系起来,各种证候分属于不同的经脉,不同脉(穴位)有其相应的主治病证。十二经脉之外,奇经八脉、十五络脉、十二经筋都类似,各有其所主的病证。此外,十二经别是十二经脉表里经之间的沟通支,因而没有另外主病,皮部是体表按经络分部,范围较广,分析所属病证时一般即概括为六经。

六经分手六经、足六经,因足六经分布范围广,在分析全身性证候时多以足六经为主。三阳三阴除了前面所说的按阴阳气的多少(盛衰)来命名之外,在分析病证时还有次序先后的意义。《内经》又称太阳为三阳,阳明为二阳,少阳为一阳;太阴为三阴,少阴为二阴,厥阴为一阴,太阳在帛书中多称"巨阳"或"钜阳",故排在首位,但阳气最盛则是阳明,末则为少阳。这样,三阳三阴在论病时是按这一顺序排列:

太阳——阳明——少阳——太阴——少阴——厥阴

这一排列顺序,帛书如此,《灵枢》的根结、《素问》的阴阳离合论、阴阳别论、阴阳类论、厥论、热论篇以及后来的《伤寒论》都是如此。经过《伤寒论》的运用,六经辨证成为热病辨证论治的重要准则,为历代医家所取法。

经脉分"是动则病"和"是主某所生病",在《难经》中将此解释作"是动者,气也;所生病者,血也"。又说:"气留而不行者,为气先病也;血壅而不濡者,为血后病也。"《难经》用气血、先后解释经脉病候并不符合《内经》的原意,但对后来温病学派创用卫、气、营、血辨证却具有启发意义。

《内经》对疾病的从浅到深,认为从皮毛经过孙脉、络脉、经脉渐次深入脏腑。温病学派结合"营在脉中,卫在脉外"的理论,认为人体最外层是"卫分",依次是"气分""营分""血分",用这一层次概念来分析热病的浅深先后,这是对经络学说的灵活运用和发挥。

1·5·2　循经考穴

经络都联系一定的穴位,穴位可说是经络气血通达于体表的特殊部位,《内经》称之为"气穴",又解释作"脉气所发"和"神气之所游行出入"之处。正常时通行营卫,异常时反映病痛(《素问·气穴论》:"以溢奇邪,以通荣卫。"),针灸等治法则通过穴位来调整气血而解除病痛(《素问·五藏生成论》:"此皆卫气之所留止,邪气之所客也,针石缘而去之。"),说明穴位与经络是紧密结合的。

《内经》一书主要讲述医学基础理论,没有全面记载具体的穴位。在帛书所载十一脉中没有穴名,在《灵枢·经脉》中有少数穴名(多数作为部位概念),《灵枢·本输》才记有四肢部井、荥、输、原、经、合各特定穴。其他,如《灵枢·背俞》、《素问·气穴论》、《素问·气府论》等篇各有分散的记载。《素问·气穴论》还提出"气穴三百六十五,以应一岁"的话,这是个约数。实际《内经》各篇所载的穴名大约是160;作为经络穴位的专书《明堂孔穴》,据《针灸甲乙经》转载,全部穴位是349。

穴位的发现应该是从少到多,其与经络的关系,可能是先发现少数的基本穴位,然后认识到经络的联系,在经络知识的基础上进一步又补充了不少穴位。《内经》所载的一些穴位当是属于基本穴,对经络学说的形成关系最大。《明堂孔穴》后,宋代《铜人腧穴针灸图经》增加5穴,计354;后《针灸资生经》及《针灸大成》增加5穴,计359;清代《医宗金鉴》增加2穴,计361。所补穴位,原先属于经外奇穴。近人也有将一些常用的经外奇穴进一步进行归经,使经穴数字又有所增加。

关于经络图的绘制,由于所联系穴位的有少有多,因而其循行路线就有的简单有的复杂。《灵枢·经脉》原文只有少数穴名,所表述的路线较为简单;后来的经络图结合穴位,特别是加上各经之间的交会穴,绘成循行路线就有许多曲折、交叉现象。交会穴,在《甲乙经》(转载《明堂孔穴》)中计84穴,以后著作续增至100余穴。从交会穴所形成的曲折和交叉路线,似可反映经络联系的复杂性;交会穴,绝大部分位于头面躯干部,从而又可说明,在这些部位各经之间是互相贯通的,其分经情况不像四肢部那样明显,古代以"手""足"为主来分三阴三阳,可能也反映这一事实。

交会穴,是指几条经脉通过同一穴,也即一穴属于几条经。其交会关系,多数是阳经与阳经会,阴经与阴经会。各阳经总会于督脉,阴经总会于任脉,所以称之为"阳脉之海"和"阴脉之海"。其余六条奇经——冲脉、带脉、阴蹻、阳蹻、阴维、阳维,都是与其他经脉相交,只有交会穴而没有专属本经的穴。这样,十二经脉加上督脉、任脉已能包括全部的经穴。所以经穴的系统排列,一般只分十四经。

交会穴的记载,对于经络循行路线的描绘甚为重要。特别是奇经八脉,如离开了《甲乙经》所载的交会穴就难以表明其具体部位。

在宋、元时,关于奇经八脉的穴位出现了一个新的概念,提出在四肢部的"八脉交会穴",又称"交经八穴""流注八穴"。初见于金、元时窦汉卿《针经指南》中,据说出自"少室隐者"所传。这实际是四肢部八个常用穴,可能因其能治有关奇经八脉的病证,故称"八脉交会穴"。这"交会"是指这些穴位的治疗作用通向头面躯干的一定部位(奇经八脉所属),也可说是"八穴通八脉"。其实际意义与原来的交会穴不同。八脉交会穴常用于远取法,临床上应用很广。

1·5·3 子午流注

"子午流注"是指经络气血的运行与时间相关。《内经》主要是从营气、卫气的运行周期来讨论,认为营气日夜运行五十周;卫气则日行于阳二十五周,夜行于阴二十五周。卫气以卫外为主,其活动与外界关系更大,"候气而刺"就是指的卫气。还认为气血活动与月亮盈亏、海水涨落等自然界的变化有一定的关系,"月满则海水西盛,人血气积……";"月郭空则海水东盛,人气血虚……"(《灵枢·岁露论》;《素问·八正神明论》中也有同样表述。)后来《黄帝虾蟆经》一书还把月亮的盈亏画成虾蟆、玉兔的形象来解释一月中的气血盛衰与针刺的宜忌。

《灵枢·顺气一日分四时》说:"春生、夏长、秋收、冬藏,是气之常也,人亦应之,以一日分为四时:朝则为春,日中为夏,日入为秋,夜半为冬。朝则人气始生,病气衰,故旦慧;日中人气长,长则胜邪,故安;夕则人气始衰,邪气始生,故加;夜半人气入藏,邪气独居于身,故甚也。"这是从一日一夜的生理上的周期变化来说明"旦慧、昼安、夕加、夜甚"的病理现象,认为是"四时之气使然",从而提出顺时而刺的思想,同时还提到井、荥、输、经、合各穴与"五时"的对应关系。但是具体规定出各穴与时间关系的则是后来的事。

金代有《子午流注针经》一书,署名"南唐,何若愚撰;常山,阎明广注"(1153年)。何若愚先写《流注指微论》三卷,后改写成《流注指微赋》一篇,阎明广为之注解,并收集有关的资料编成此书。这是子午流注法的早期著作,证明此法的创立当在宋、金时期。明代徐凤《针灸大全》又改编成《子午流注逐日按时定穴歌》十首,各针灸书相沿转载,影响遂广。

子午流注法的内容,一是以十二经井、荥、输、原、经、合各穴分配日时(近人称"纳甲法");一是以十二经分配十二时辰(近人称"纳子法")。对这些规定,后来各医家有不同看法。如明代马玄台《内经》注说:"李东垣《此事难知集》、《针灸聚英》及历朝太医院刊勒诸经穴名于石碑者,亦以各经分配各时,盖相仍于后世医籍而未究经典耳。考《灵》、《素》始知非轩岐之本旨也。"

子午流注之外,又有灵龟八法,也是按时取穴。早在《针经指南》中就提出八脉八穴,其应用是以症为主,随症配用;它还把上肢四穴与下肢四穴配合起来,即内关配公孙,外关配临泣,后溪配申脉、列缺配照海,各用于多种病证。后来《针灸大全》所载,又将八穴分别选用作为远取穴,再配用近取穴,一远一近称"主应"相配。说"先取主治之穴(八穴),次取随证各穴而应之。或行针,或着艾。"可能就因八穴在远取法中适应证很广,故演变为按时定穴,即以时为主而不以症为主。"灵龟"指"洛书"所表示的九宫数字;又有"飞腾八法",配时方法有所不同。徐凤曾写道:"愚谓奇经八脉之法各不相同。前灵龟八法,有阳九、阴六、十变、开阖之理……后飞腾八法,亦明师所授,故不敢弃。"后人习用以前者为多。

1·5·4 药物归经

在《内经》和《神农本草经》等书中并无药物归经的记载。归经这一提法还是在宋代寇宗奭《本草衍义》中开始提到。其中说:泽泻有利小便作用,而张仲景在八味肾气丸中用它,是为了"引接桂、附等归就肾经"。后来在金、元时期各医家的著作中发展了这方面理论。药物归经,意指某药能主治某经所属的病证,这是运用经络学说对药物性能进行分析和归类。《伤寒论》按六经辨证用药,对于药物归经是一种启示。清代徐灵胎《医学源流论》说:"如柴胡治寒热往来,能愈少阳之病;桂枝治畏寒、发热,能愈太阳之病;葛根治肢体大热,能愈阳明之病。盖其止寒热、已畏寒、除大热,此乃柴胡、桂枝、葛根专长之事。因其能治何经之病,后人即指为何经之药。"关于药物归经的著作以张洁古(元素)于1168年编写的《珍珠囊》一书为最早。此书"辨药性之气味、阴阳、厚薄、升降、浮沉、补泻、六气、十二经,及随证用药之法",受到李时珍的赞赏,说他是"大扬医理"。在《本草纲目》序例上就转载了该书的主要内容《脏腑虚实标本用药式》。李东垣学于张元素,在其所著《药类法象》中,从升降、浮沉来论药性,就以茯苓为入手太阳(小肠),麻黄为入手太阴(肺),还提出各经的引经药、报使药、向导药。王好古于1306年编集《汤液本草》一书,发扬了这一学说。

此后,明代有关经络的著作如《人镜经》、《针灸大成》经穴部都载述本经药物,清代有更多这方面的专著。如1761年严西亭等人的《得配本草》,1848年赵观澜的《医学指归》,1888年姚澜的《本草分经》,都将经络学说与药物结合起来,认为"何经之病,宜用何经之药",是掌握药物性能的要领。近代,1921年张山雷又在《医学指归》的基础上编写成《藏府药式补正》一书。

1·5·5 历代关于经络的著述

经络学说内容,最早在《内经》各篇作了具体的论述。如《灵枢》的经脉、经别、经筋、脉度等篇,《素问》的骨空论、经络论、皮部论等篇,都是主要的文献。此后,《难经》对经络学说有所阐发,特别是关于奇经八脉和原气的论述,可补充《内经》的不足。

近年马王堆汉墓出土的《帛书经脉》,记载有十一脉,因而又称《十一脉灸经》(见《五十二病方》)。据考证,这属《内经》以前的文献。原帛书有两种,分别称第一种本、第二种本。第二种本又分甲、乙两种写本,文字基本相同。各本互相参校,可以看出早期经脉记载的异同情况。

《内》、《难》以后,《伤寒论》运用六经辨证,对后世影响很广。

《明堂孔穴》是古代关于经络穴位的专书,其内容见现存的《针灸甲乙经》中。《甲乙经》是晋代皇甫谧编集《内》、《难》和《明堂孔穴》等针灸经络文献而成。经络穴位图,古代称"明堂孔穴图"或"明堂图",晋代《抱朴子》就引用过《明堂流注偃侧图》。偃侧指伏、侧的姿势,后来又称"明堂三人图"。唐代甄权曾进行修订,孙思邈《千金要方》(652年)加以引用,说:"旧明堂图,年代久远,传写错误,不足指南,今一依甄权等新撰为定云耳……其十二经脉,五色作之;奇经八脉,以绿色为之。"说明原图是用五彩标线的。王焘《外台秘要》中(752年)又改绘成"十二人图"(将督脉并入足太阳,任脉并入足少阴)后来在刻本中,这些图均未流传下来。

唐代,除了《千金》、《外台》中的针灸经穴专篇外,《素问》王冰注的有关引文,保留了不少古代文献。隋、唐时代,杨上善撰注的《太素》和《明堂》,均有重要的参考价值。

宋代，王惟一主持创铸铜质经穴模型"铜人"，并编著《铜人腧穴针灸图经》（1026年），其后又有人作了注释。王执中《针灸资生经》（1220年）对经穴又有所增补。元代，滑伯仁在忽泰必烈《金兰循经取穴图解》（1303年）的基础上编著成《十四经发挥》（1341年），以后谈论经络的多以此书为主要参考。如明代夏英以滑氏注解配合经脉原文，编成《灵枢·经脉翼》（1497年）。高武《针灸聚英》（1529年）也依照此书流注次序排列绘图。

宋、元以来，对经络还提出些新概念。何若愚写的《流注指微论》有说："诸阳之经，行于脉外；诸阳之络，行于脉内。诸阴之经，行于脉内；诸阴之络，行于脉外。"他不仅把经、络与脉作了区分，而且认为经和络是有深有浅的。窦默《针经指南》（1295年）说："络有一十五，有横络三百余，有丝络一万八千，有孙络不知其纪。"钱雷《人镜经附录》（1606年）说："十二经生十五络，十五经络生一百八十系络，系络生一百八十缠络，缠络生三万四千孙络。"这一说法为以后医家所引用。

明代，李时珍就奇经八脉文献进行汇集和考证，作《奇经八脉考》（1578年）。这时沈子禄编辑《经络分野》，徐师曾为之删订，又补辑《经络枢要》，总成《经络全书》（1576年），后清代尤乘又加以重辑（1688年）。马玄台《内经注证发微》（1586年）对《灵枢·经脉》的注释，以《十四经发挥》为主要参考，其后又为张景岳《类经》（1624年）所依据。杨继洲《针灸大成》（1601年）为《针灸聚英》之后的针灸专书，内载经络穴位资料更为丰富。此后，有张三锡《经络考》（1609年）、瞿良《经络汇编》（1628年）、韦勤甫《经络笺注》（1636年）等。《循经考穴编》原系写本，可能也是明末的书。清代，除了见于注释《内经》和针灸书中的经络内容外，经络专书较少。陈惠畴曾编《经脉图考》一书，在他去世后四十余年（1878年）才刊行。

从上述可以看出，《内经》创立经络学说是以针灸、按摩、气功等疗法为基础，与疾病证候相联系；针灸、按摩，都要通过一定的穴位，因而穴位与经络的关系是最为密切的。穴位的选用主要根据病证，到了宋、金时期出现根据时间来选穴的子午流注和灵龟八法。在分经辨证的基础上，金、元时期医家还结合到用药，发展成为药物归经的理论。在明代，关于针灸经络的著述最多，清代医家对分经用药较为重视，温病学派在临床辨证和用药上都有重要的发挥。

复习思考题

1. 什么叫经络？经络学说是怎样产生的？
2. 经络系统包括哪些内容？它与穴位的关系怎样？
3. 十二经脉的分布有哪些规律？
4. 奇经八脉与十二经脉的交会关系怎样？
5. 经脉之间的流注和表里关系怎样？经别和络脉的作用有何异同？
6. 经络学说对针灸临床有何指导意义？

2 手足太阴与阳明

十二经脉、十二经别、十二(五)络脉、十二经筋,都分手足三阴三阳。现将有关内容以十二经脉为主,按手足太阴与阳明、手足少阴与太阳、手足厥阴与少阳的顺序排在一起介绍,这样有便于分析比较各表里经的异同,对经络系统之间的关系可以获得较为全面的了解。本章先介绍手足太阴与阳明,即手太阴、手阳明、足阳明、足太阴四经的内容。这四经是气血运行(流注)的第一回环,在四肢部分布在上肢或下肢内侧或外侧的前缘,阴经与阳经之间构成表里关系;脏腑之间为肺与大肠、脾与胃相合。

2·1 手太阴

手太阴肺经主要分布在上肢内侧前缘,其络脉、经别与之内外连接,经筋分布其外部。现以经脉为主,分别介绍如下。

2·1·1 手太阴肺经

2·1·1·1 循行

《灵枢·经脉》:肺手太阴之脉,起于中焦(1),下络大肠,还循胃口(2),上膈属肺。从肺系(3),横出腋下,下循臑内(4),行少阴(5)、心主(6)之前,下肘中,循臂内(7)上骨(8)下廉(9),入寸口(10),上鱼,循鱼际(11),出大指之端。

其支者:从腕后,直出次指内廉,出其端。

〔本经穴〕 中府(肺募),云门,天府,侠白,尺泽(合),孔最(郄),列缺(络),经渠(经),太渊(输、原),鱼际(荥),少商(井)。

【注释】

(1) 中焦——宋·王惟一《铜人腧穴针灸图经》注:"中焦者,在胃中脘,主腐熟水谷,水谷精微上注于肺。"

(2) 胃口——《铜人》注:"胃口,谓胃之上口,贲门之位也。"

(3) 肺系——元·滑伯仁《十四经发挥》注:"谓喉咙也。"喉咙,兼指气管而言。

(4) 臑内——臑音"闹"。指上臂。屈侧称臑内,当肱二头肌部;伸侧称臑外,当肱三头肌部。

(5) 少阴——此处指手少阴心经。

(6) 心主——指手厥阴心包经。

(7) 臂内——臂,指前臂;内,指内侧,即掌侧。

(8) 上骨——"臂之上骨"指桡骨。

(9) 廉——指侧边而言。

(10) 寸口——腕后桡动脉搏动处。

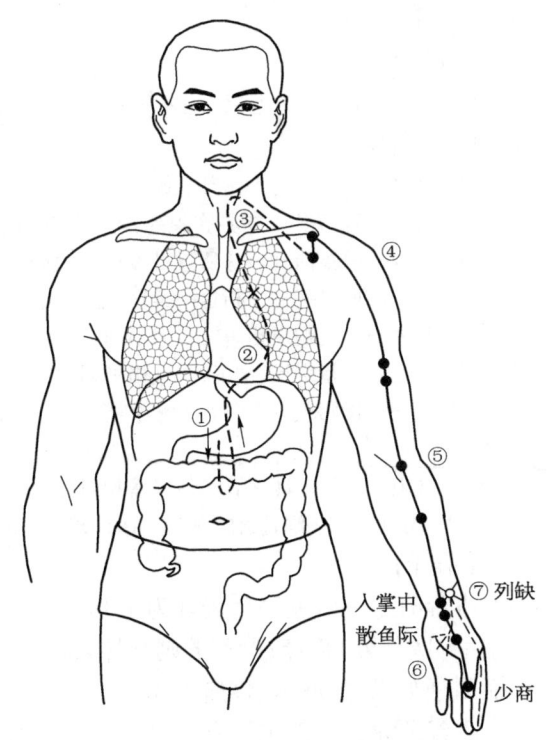

图 2-1 手太阴肺经循行图

(11) 鱼,鱼际——"鱼"或称"手鱼",今称"大鱼际","鱼际"即指鱼的边缘部分。

【语译】

手太阴肺经：① 起始于中焦胃部,向下络于大肠,回过来沿着胃上口,② 穿过膈肌,属于肺脏。③ 从肺系——气管、喉咙部横出腋下(中府、云门),④ 下循上臂内侧,走手少阴、手厥阴经之前(天府、侠白),⑤ 下向肘中(尺泽),沿前臂内侧桡骨边缘(孔最),⑥ 进入寸口——桡动脉搏动处(经渠、太渊),上向大鱼际部,沿边际(鱼际),出大指的末端(少商)。

它的支脉：⑦ 从腕后(列缺)走向食指内(桡)侧,出其末端,接手阳明大肠经。(图2-1)

【附】《帛书经脉》循行

一本：臂(1)泰阴脉：循筋上廉,以奏(凑)(2)臑内,出腋内廉,之心。

二本：臂钜(3)阴脉：在手掌中,出臂内阴两骨之间,上骨下廉,筋之上,出臂〔内阴,入心中〕。

【注释】

(1) 臂——指手臂。《内经》中,上肢各经脉多冠以"手"字,帛书则作"臂"。但《内经》中少数也有作"臂"的,如《灵枢·寒热病》的"臂太阴""臂阳明"等。

(2) 奏——与"凑"通。

(3) 钜——与"巨"通,大也。臂巨阴脉,即手太阴脉。

2·1·1·2　病候

《灵枢·经脉》：是动则病(1)：肺胀满,膨膨而喘咳,缺盆中痛(2),甚则交两手而瞀(3),此为臂厥(4)。

是主肺所生病(5)者：咳,上气,喘喝(6),烦心,胸满,臑臂内前廉痛厥,掌中热。

气盛(7)有余,则肩背痛,风寒汗出中风,小便数而欠(8)；气虚(9)则肩背痛、寒,少气不足以息,溺色变(10)。

【注释】

(1) 是动则病——张景岳《类经》注："动,言变也,变则变常而为病也。"指这一经脉发生异常变化就可能出现有关病证。

(2) 缺盆——指锁骨上窝部。缺盆中,包括喉咙部分。

(3) 瞀——音"茂"。指胸闷乱,视力模糊而言。

(4) 臂厥——指前臂经脉所过处发生气血阻逆的见症。

(5) 是主肺所生病——指这一经脉(腧穴)能主治有关肺方面所生的病证。

(6) 喘喝——气喘声粗。"喝"或误作"渴"。

(7) 气盛——指实证、阳证,与气虚相对而言。

(8) 欠——指呵气。《太素》杨上善注："阴阳之气,上下相引,故多欠也。"有作小便量少解,不确切。

(9) 气虚——指虚证、阴证,与气盛相对而言。

(10) 溺色变——溺,读作"尿"。指小便颜色异常。

【语译】

本经有了异常变动就表现为下列病证：肺部胀满,膨膨气喘、咳嗽,锁骨上窝"缺盆"内(包括喉咙部分)疼痛；严重的则交捧着两手,感到胸部烦闷,视觉模糊。还可发生前臂部的气血阻逆如厥冷、麻木、疼痛等症。

本经所属腧穴能主治有关"肺"方面所发生的病证,如咳嗽,气上逆而不平,喘息气粗,心烦不安,胸部满闷,上臂、前臂的内侧前边(经脉所过处)痠痛或厥冷,或掌心发热。

本经气盛有余的实证,多见肩背疼痛,感冒风寒自汗出,伤风,小便频数,口鼻嘘气;本经气虚不足的虚证,多见肩背疼痛怕冷,气短、呼吸急促,小便的颜色异常。

【附】《帛书经脉》病候

一本:其病:心痛,心烦而噫。诸病此物者,皆灸臂泰阴脉。

二本:是动则病:心滂滂(1)如(2)痛,缺盆痛,甚〔则〕交两手而战,此为臂蹶(厥)。

〔是臂钜阴脉主〕治其所产病:胸痛,瘉(脘)痛(3),〔心痛〕,四末(4)痛,瘕,为五病。

【注释】

(1) 滂滂——形容心荡的状况。

(2) 如——此处用法与而字同。

(3) 瘉——音义不详。疑为"脘"字。

(4) 四末——指四肢而言。

《内经》条文互参

《灵枢·胀论》:"肺胀者,虚满而喘咳。"

《素问·刺热》:"肺热病者,先淅然厥,起毫毛,恶风寒,舌上黄,身热,热争则喘咳,痛走胸膺背,不得太息,头痛不堪,汗出而寒……刺手太阴、阳明,出血如大豆,立已。"

《素问·阴阳别论》:"阴争于内,阳扰于外,魄汗未藏,四逆而起,起则熏肺,使人喘鸣。"

《素问·风论》:"肺风之状,多汗,恶风,色皏然白,时咳,短气……暮则甚。"

《素问·咳论》:"肺咳之状,咳而喘息有音,甚则唾血。"

《素问·藏气法时》:"肺病者,喘咳逆气,肩背痛,汗出……虚则少气不能报息,耳聋嗌干。"

《灵枢·禁服》:"盛则胀满,寒中,食不化;虚则热中,出糜,少气,溺色变。"

《素问·厥论》:"手太阴厥逆,虚满而咳,善呕沫,治主病者。"

《灵枢·五邪》:"邪在肺,则病皮肤痛,寒热,上气,喘,汗出,咳动肩背,取之膺中外俞,背三节五藏之旁,以手疾按之,快然乃刺之,取之缺盆中以越之。"

2·1·2 手太阴络脉

《灵枢·经脉》:手太阴之别(1),名曰列缺。起于腕上分间(2),并太阴之经(3),直入掌中,散入于鱼际。(图2-1)

其病:实,则手锐(4)掌热;虚,则欠㰦(5),小便遗数(6)。取之去腕一寸半,别走阳明也。

【注释】

(1) 别——即络脉。从本经分出的络脉,由此走向相表里的经脉。

(2) 分间——指分肉之间。当桡骨茎突后方。

(3) 并——指与经脉并列而行。

(4) 手锐——手的锐骨部,指鱼际后方。

(5) 欠㰦——欠,呵欠;㰦同"呿",张口的样子。虚则欠㰦,肺气不足所致。

(6) 遗数——遗,小便不禁;数,小便频数。

【语译】

手太阴络脉,名列缺。起于腕关节上方桡骨茎突后的分肉之间,在腕后一寸半处,走向手阳明经脉;与手太阴经脉并行,直走入手掌中,散布在大鱼际部。

其病证:实证,手掌和手腕部灼热;虚证,呵欠、尿频、遗尿。可取手太阴络穴治疗。本络络于手阳明大肠经。

2·1·3 手太阴经别

《灵枢·经别》:手太阴之正(1),别(2)入渊腋少阴之前,入走肺,散之大肠,上出缺盆,循

喉咙,复合阳明(3)。(图2-2)

【注释】

(1) 正——十二经别又称为别行之正经,意指从十二经脉分出。

(2) 别——分别,指十二经脉循行通路之外的另一通路,别道行走。这与经脉、络脉所指之别意义有不同。

(3) 复合阳明——复,再也。阴经经别,合于有表里关系的阳经;阳经经别则合入本经。所以十二经别,就构成为"六合"。

【语译】

手太阴经别,从太阴经分出,进入腋下渊腋的部位,行于手少阴经别之前,进入走向肺部,散到大肠,向上浅出于缺盆部,沿着喉咙,由此再合入于手阳明经脉。

2·1·4 手太阴经筋

《灵枢·经筋》:手太阴之筋,起于大指之上,循指上行,结于鱼后(1),行寸口外侧,上循臂,结肘中,上臑内廉,入腋下,出缺盆,结肩前髃(2),上结缺盆,下结胸里,散贯贲(3),合贲下,抵季胁。(图2-3)

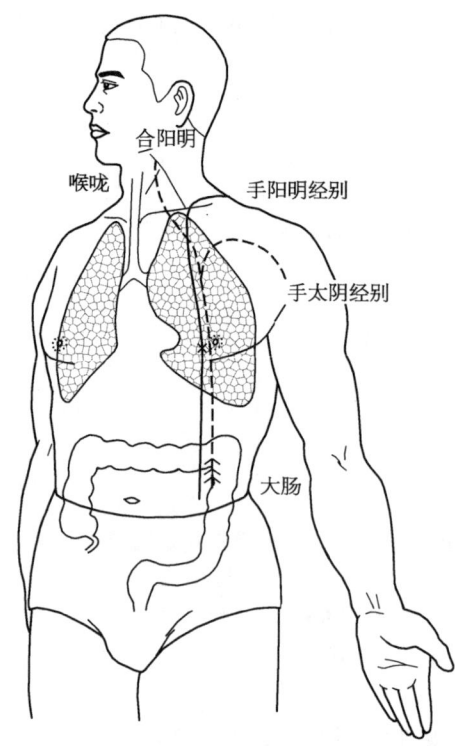

图2-2 手太阴、手阳明经别循行图

其病:所过者支转筋痛(4),其成息贲者(5),胁急、吐血。

【注释】

(1) 鱼后——鱼际的后边。

(2) 肩前髃——即肩髃部。

(3) 贲——膈肌。杨上善注:"贲谓膈也。"

(4) 支转筋痛——支,支撑不适;转筋,肌筋拘紧挛痛。

(5) 息贲——古病名,为五积之一,属肺之积。主要症状为胁下有积块而气逆上奔。

【语译】

手太阴经筋:起始于大拇指之上,沿拇指上行,结于鱼际之后,行寸口动脉外侧,上行沿前臂,结于肘中,向上经过上臂内侧,进入腋下,出缺盆部,结于肩髃前方,其上方结于缺盆,自腋下行的从下方结于胸里,分散通过膈部,与手厥阴经之筋在膈下会合,达于季胁。

其病证:在本经筋循行处,可出现支撑不适、拘紧挛痛,重者可成息贲病,胁肋拘

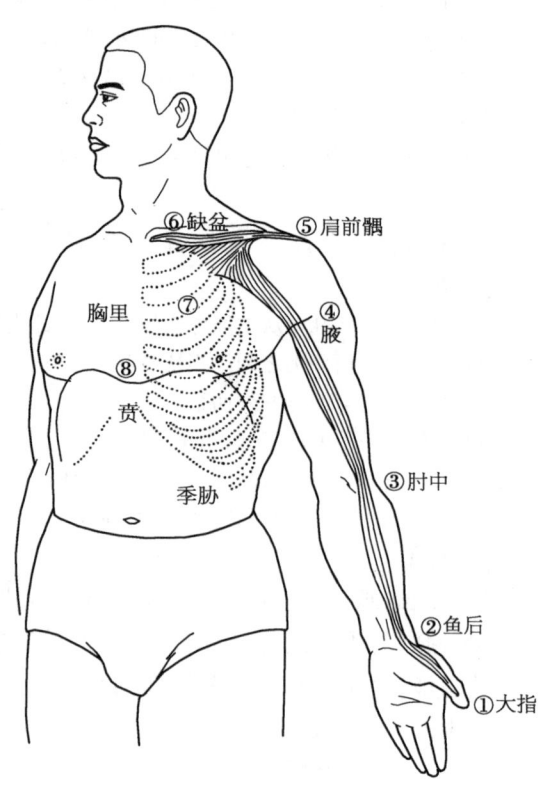

图2-3 手太阴经筋分布图

急,上逆吐血。

2·2 手阳明

手阳明大肠经主要分布在上肢外侧前缘,其络脉、经别与之内外连接,经筋分布其外部。现以经脉为主,分别介绍如下。

2·2·1 手阳明大肠经

2·2·1·1 循行

《灵枢·经脉》:大肠手阳明之脉,起于大指次指[1]之端,循指上廉[2],出合谷两骨[3]之间,上入两筋[4]之中,循臂上廉,入肘外廉,上臑外前廉,上肩,出髃骨[5]之前廉,上出于柱骨之会上[6],下入缺盆,络肺,下膈,属大肠。

其支者:从缺盆上颈,贯颊[7],入下齿中;还出挟口,交人中[8]……左之右、右之左,上挟鼻孔。

〔本经穴〕 商阳(井),二间(荥),三间(输),合谷(原),阳溪(经),偏历(络),温溜,下廉,上廉,手三里,曲池(合),肘髎,手五里,臂臑,肩髃,巨骨,天鼎,扶突,禾髎,迎香。

〔交会穴〕 大椎、水沟(督脉),地仓(足阳明),秉风(手太阳)。

【注释】

(1) 大指次指——指大指侧的次指,即食指,又名示指,亦即第二指。

(2) 上廉——取曲肘执笔体位,上廉即靠桡骨一侧。

(3) 合谷两骨——指第一、第二掌骨,合称歧骨。

(4) 两筋——指拇长伸肌腱、拇短伸肌腱的过腕关节处。

(5) 髃骨——髃读作"隅",角的意思。此指肩峰部。

(6) 柱骨之会上——张介宾注"颈项之根为天柱骨",意指颈椎。"会上"指大椎,为六阳经所聚会。一释作锁骨。

(7) 颊——面旁的总称。

(8) 人中——又名水沟,位于人中沟中央近鼻孔处。

【语译】

手阳明大肠经:① 从食指末端起始(商阳),沿食指桡侧缘(二间、三间),出第一、第二掌骨间(合谷)、② 进入两筋(拇长伸肌腱和拇短伸肌腱)之间(阳溪),沿前臂桡侧(偏历、温溜、下廉、上廉、手三里),③ 进入肘外侧(曲池、肘髎),经上臂外侧前边(手五里、臂臑),④ 上肩,出肩峰部前边(肩髃、巨骨,会秉风),向上交会颈部(会大椎),⑤ 下入缺盆(锁骨上窝),⑥ 络于肺,通过横膈,属于大肠。

它的支脉:⑦ 从锁骨上窝上行颈旁(天鼎、扶突),通过面颊,进入下齿槽,出来挟口旁(会地仓),交会人中部(会水沟)——左边的向右,右边的向左,上挟鼻孔旁(禾髎、迎香),接足阳明胃经。

⑧ 此外,大肠与足阳明胃经的上巨虚脉气相通。(图2-4)

【附】《帛书经脉》循行

一本:臂阳明脉:出中指间,循骨上廉,出□□上,奏(凑)腨(枕)[1],之口。

二本:齿脉,起于次指与大指,上出臂上廉,入肘中,乘臑[2],〔穿〕颊,入齿中,夹鼻。

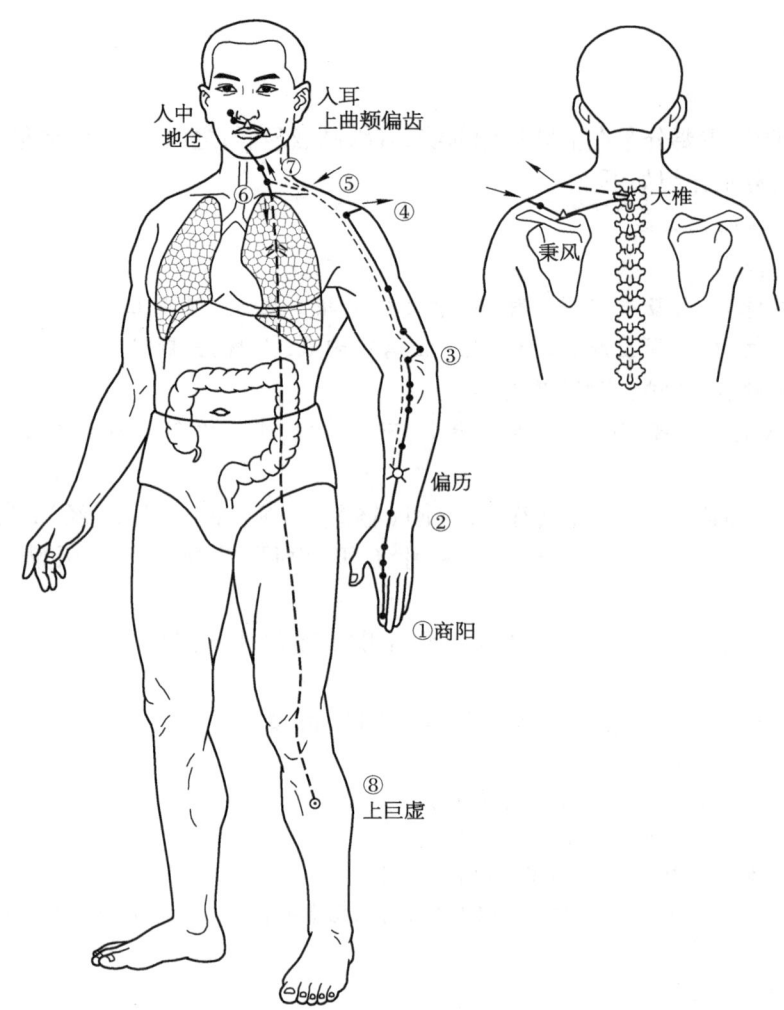

图 2-4 手阳明大肠经循行线路图

【注释】

（1）膹——音义未详，或疑为"枕"，但与循行部位不切合。

（2）乘——上行的意思。

2·2·1·2 病候

《灵枢·经脉》：是动则病：齿痛，颈肿。

是主津(1)所生病者：目黄，口干，鼽衄(2)，喉痹(3)，肩前臑痛，大指次指痛不用。

气有余，则当脉所过者(4)热肿；虚，则寒栗不复(5)。

【注释】

（1）津——此后原有"液"字，《太素》、《脉经》等无。即手阳明大肠经主"津"，手太阳小肠经主"液"。其解释参见《灵枢·五癃津液别》。

（2）鼽衄——鼽音"求"，为鼻流清涕。衄，指鼻出血。

（3）喉痹——指咽喉肿痛，壅闭不通的见症。面赤，腮肿，甚则颈外漫肿，汤水难咽，语言不出。

（4）脉所过者——指本经经脉所过之处。

（5）寒栗不复——发寒抖战，难以回温。

【语译】

本经有了异常变动就表现为下列病证：牙齿痛，颈部肿胀。

本经所属穴能主治有关"津"方面所发生的病证：眼睛昏黄，口干，鼻塞，流清涕或出血，喉咙痛，肩前、上臂部痛，大指侧的次指（食指）痛而不好运用。

凡属于气盛有余的症状，则当经脉所过的部分发热和肿胀；属于气虚不足的症状，则发冷，战栗而不容易回暖。

【附】《帛书经脉》病候

一本：〔其〕病：病齿〔痛〕，□□□□。诸病此物者，皆灸臂阳明脉。

二本：是〔动〕则病：齿痛，朏⁽¹⁾肿。是齿脉主治其所产病：齿痛，朏肿，目黄，口干，臑痛，为五〔病〕。

【注释】

（1）朏——音"拙"。指眼眶下部。

《内经》条文互参

《灵枢·五癃津液别》："三焦出气，以温肌肉，充皮肤，为其津，其流（留）而不行者为液。"

《素问·厥论》："手阳明、少阳厥逆，发喉痹，嗌肿，痉，治主病者。"

《灵枢·胀论》："大肠胀者，肠鸣而痛濯濯，冬日重感于寒，则飧泄不化。"

《灵枢·邪气脏腑病形》："大肠病者：肠中切痛而鸣濯濯，冬日重感于寒即泄，当脐而痛，不能久立，与胃同候，取巨虚上廉。"

2.2.2 手阳明络脉

《灵枢·经脉》：手阳明之别，名曰偏历。去腕三寸，别走太阴，其别者，上循臂，乘肩髃，上曲颊偏齿⁽¹⁾；其别者，入耳合于宗脉⁽²⁾。（图2-4）

其病：实，则龋聋⁽³⁾；虚，则齿寒痹隔⁽⁴⁾。取之所别也。

【注释】

（1）曲颊偏齿——颊骨所钩着处，曲如环形故名。上行到曲颊，偏络于齿根。

（2）宗脉——意指总脉、大脉，耳中为手、足少阳、手太阳、足阳明四脉所总会。

（3）龋——龋齿，即蛀牙。

（4）齿寒痹隔——谓手阳明之脉外受风寒，络脉痹阻不通，可致齿冷等症。

【语译】

手阳明络脉，名偏历。在腕关节后三寸处分出，走向手太阴经脉；其支脉向上沿着臂膊，经过肩髃部位，上行到下颌角处，遍布于牙齿根部；其支脉进入耳中，与耳目所聚集的许多经脉（宗脉）会合。

其病证：实证，见龋齿痛、耳聋；虚证，见齿冷，经气痹阻不通畅，可取手阳明络穴治疗。

2.2.3 手阳明经别

《灵枢·经别》：手阳明之正，从手⁽¹⁾循膺乳⁽²⁾别于肩髃⁽³⁾入柱骨⁽⁴⁾下走大肠，属于肺，上循喉咙，出缺盆，合于阳明也。（图2-2）

【注释】

（1）手——指手阳明经。

（2）膺乳——侧胸和乳部之间。

（3）肩髃——此指部位。

（4）柱骨——一释作颈椎。张隐庵："肩胛上之颈骨为柱骨。"一释作锁骨。

【语译】

手阳明经别,在肩上部肩髃穴处分出,从第七颈椎处进入体腔,下行到达大肠,归属于肺脏,向上沿喉咙,浅出于缺盆部,脉气仍旧流入手阳明本经。

2·2·4 手阳明经筋

《灵枢·经筋》:手阳明之筋,起于大指次指之端,结于腕,上循臂,上结于肘外,上臑,结于肩髃;其支者,绕肩胛,挟脊;其直者从肩髃上颈;其支者上颊,结于頄;直者上出于手太阳之前,上左角,络头,下右颔。(图2-5)

其病:当所过者支痛及转筋,肩不举,颈不可左右视。

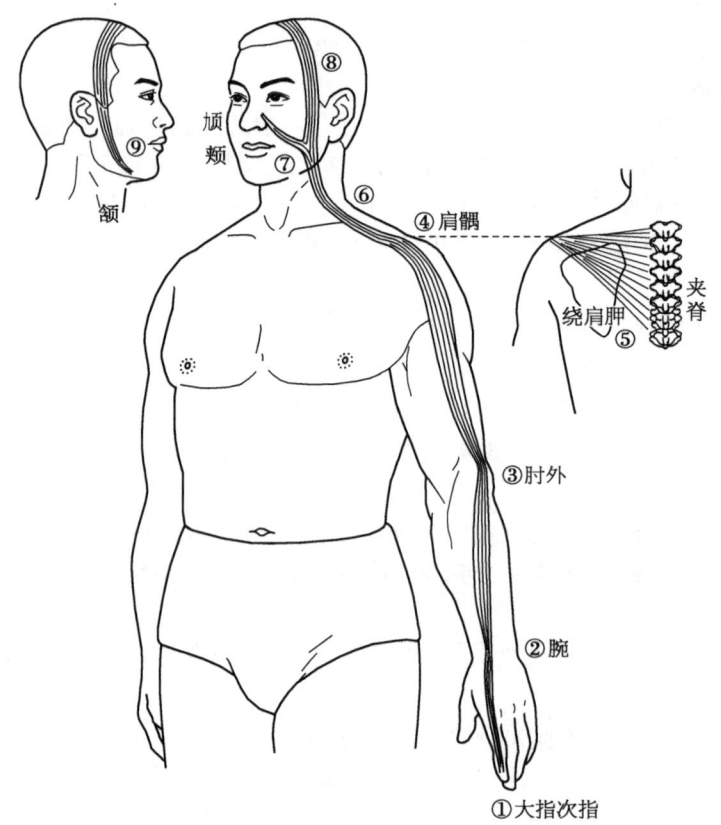

图2-5 手阳明经筋分布图

【语译】

手阳明经筋,起始于第二手指桡侧端,结于腕背部,向上沿前臂,结于肘外侧,上经上臂外侧,结于肩髃部;分出支经绕肩胛处,挟脊柱两旁;直行的经筋从肩髃部上走颈;分支走向面颊,结于鼻旁颧部;直上行的走手太阳经筋前方,上左侧额角者,结络于头部向下至右侧下颔。

其病证:在所经过之处可出现支撑不适、拘紧和疼痛,肩关节不能高举,颈不能向两侧顾视。

2·3 足阳明

足阳明胃经主要分布在头面、胸腹第二侧线及下肢外侧前缘,其络脉、经别与之内外连接,经筋分布其外部。现以经脉为主,分别介绍如下。

2·3·1 足阳明胃经

2·3·1·1 循行

《灵枢·经脉》:胃足阳明之脉:起于鼻,交頞中[1],旁约太阳之脉[2],下循鼻外,入上齿中,还出挟口,环唇,下交承浆[3],却循颐[4]后下廉,出大迎[5],循颊车[6],上耳前,过客主人[7],循发际,至额颅[8]。

其支者:从大迎前,下人迎[9],循喉咙,入缺盆,下膈,属胃,络脾[10]。

其直者:从缺盆下乳内廉,下挟脐,入气街[11]中。

其支者:起于胃口[12],下循腹里,下至气街中而合……以下髀关[13],抵伏兔[14],下膝髌中,下循胫外廉,下足跗[15],入中指内间[16]。

其支者:下膝三寸而别,下入中指外间。

其支者:别跗上,入大指间,出其端。

〔本经穴〕 承泣,四白,巨髎,地仓,大迎,颊车,下关,头维,人迎,水突,气舍,缺盆,气户,库房,屋翳,膺窗,乳中,乳根,不容,承满,梁门,关门,太乙,滑肉门,天枢(大肠募),外陵,大巨,水道,归来,气冲,髀关,伏兔,阴市,梁丘,犊鼻,足三里(合),上巨虚(大肠下合),条口,下巨虚(小肠下合),丰隆(络),解溪(经),冲阳(原),陷谷(输),内庭(荥),厉兑(井)。

〔交会穴〕 睛明(足太阳),颔厌、悬厘、上关(足少阳),水沟、神庭、大椎(督脉),承浆、上脘、中脘(任脉),迎香(手阳明)。

【注释】

(1) 頞——音"遏"。鼻茎,指鼻根,又称山根。
(2) 太阳之脉——指足太阳膀胱经。"约"或作"纳"。
(3) 承浆——穴在颏唇沟中央,属任脉。
(4) 颐——音"夷"。口角后,下颌部。
(5) 大迎——穴在下颌角前1.3寸骨陷中,适当下颌骨斜线部,有面动脉。
(6) 颊车——穴在下颌角前,咬肌中。
(7) 客主人——即上关穴,当耳前颧弓上缘。
(8) 额颅——即前额骨部,在发下眉上处。
(9) 人迎——穴在结喉两侧,颈动脉搏动处。
(10) 脾——按古人说"脾",每兼指胰而言。《难经》云:"脾,扁广三寸,长五寸,有散膏半斤。"《黄庭内景经》说:"脾长一尺掩太仓。"是指胰掩于胃旁。
(11) 气街——指经络之气通行的径路。此处之气街,是指气冲部,当股动脉搏动处。
(12) 胃口——指胃之下口,即幽门部。
(13) 髀关——髀音"俾"。股外为髀。穴在髂前上棘直下,缝匠肌外侧,约平会阴。
(14) 伏兔——大腿前正中部,股四头肌隆起如伏兔,故名。
(15) 足跗——即足背。
(16) 中指内间——"指"通"趾"。内间指它的内侧趾缝,外间指它的外侧趾缝。

【语译】

足阳明胃经:① 从鼻旁开始(会迎香),② 交会鼻根中,旁边会足太阳经(会睛明),

③ 向下沿鼻外侧(承泣、四白),进入上齿槽中(巨髎),回出来夹口旁(地仓)环绕口唇(会人中),向下交会于颏唇沟(会承浆);④ 退回来沿下颌出面动脉部(大迎),再沿下颌角(颊车),上耳前(下关),经颧弓上(会上关、悬厘、颔厌),沿发际(头维),至额颅中部(会神庭)。

它的支脉:⑤ 从大迎前向下,经颈动脉部(人迎),沿喉咙(水突、气舍,一说会大椎)⑥ 进入缺盆(锁骨上窝部),⑦ 通过膈肌,属于胃(会上脘、中脘),络于脾。

⑧ 外行的主干:从锁骨上窝(缺盆)向下,经乳中(气户、库房、屋翳、膺窗、乳中、乳根),向下夹脐两旁(不容、承满、梁门、关门、太乙、滑肉门、天枢、外陵、大巨、水道、归来),进入气街(腹股沟动脉部气冲穴)。

它的支脉:⑨ 从胃口向下,沿腹里,⑩ 至腹股沟动脉部与前者会合。——由此下行经髋关节前(髀关),到股四头肌隆起处(伏兔、阴市、梁丘),下向膝髌中(犊鼻),⑪ 沿胫骨外侧(足三里、上巨虚、条口、下巨虚),下行足背(解溪、冲阳),进入中趾内侧趾缝(陷谷、内庭),出次趾末端(厉兑)。

它的支脉:⑫ 从膝下三寸处(足三里)分出(丰隆),向下进入中趾外侧趾缝,出中趾末端。

另一支脉:⑬ 从足背部(冲阳)分出,进大趾趾缝,出大趾末端,接足太阴脾经。(图2-6)

【附】《帛书经脉》循行

一本: 足阳明脉:循骱[(1)]中,上贯膝中,出股,夹少腹[(2)],上出乳内廉,出嗌,夹口以上,之鼻。

二本:〔足〕阳明脉:〔系〕于骭[(3)]外廉,循骭而上,穿膑,出鱼股□□□□,穿〔乳〕,穿颊,〔出目外〕廉,环〔颜〕□。

【注释】

(1)骱——音"杭"。即胫骨。

(2)少腹——即小腹。《释名·释形体》:"自齐(脐)以下曰水腹,水谷所聚也;又曰少腹,少,小也,比于齐(脐)以上为小也。"

(3)骭——音"干"。即胫骨。

2·3·1·2 病候

《灵枢·经脉》:是动则病:洒洒振寒,善伸,数欠,颜黑,病至则恶人与火,闻木声则惕然而惊,心欲动,独闭户塞牖[(1)]而处;甚则欲上[(2)]高而歌,弃衣而走;贲响[(3)]腹胀。是为骭厥[(4)]。

是主血所生病者[(5)]:狂,疟,温淫[(6)],汗出,鼽衄,口喎,唇胗[(7)],颈肿,喉痹,大腹水肿,膝膑肿痛;循膺、乳、气街、股、伏兔、骭外廉、足跗上皆痛,中指不用。

气盛,则身以前皆热,其有余于胃,则消谷善饥,溺色黄;气不足,则身以前皆寒栗,胃中寒,则胀满。

【注释】

(1)牖——音友。指窗口。

(2)上——《素问·阳明脉解篇》作"登",《素问·脉解篇》作"乘"。

(3)贲响——杨上善注:"贲,谓膈也。"贲响当指胸膈肠胃部作响。

(4)骭厥——指足胫部气血阻逆。

(5)主血——胃为水谷之海,化生精微,主生营血,即所谓"营出中焦"。其经多气多血,故主血所生病。

2. 手足太阴与阳明

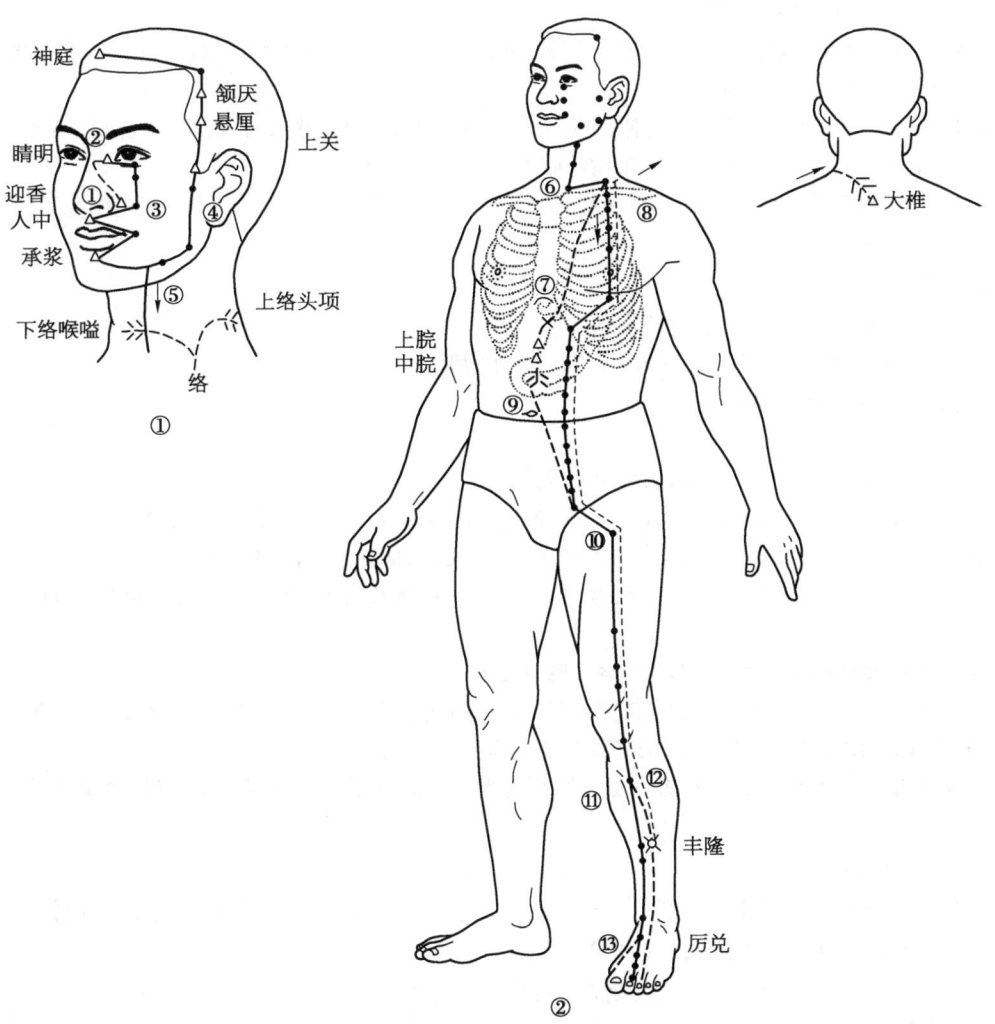

图 2-6　足阳明胃经循行线路图①②

(6) 温淫——指热性病证。

(7) 唇胗——胗与"疹"通,指唇疡。《甲乙经》、《脉经》、《千金》作"唇紧"。

【语译】

本经有了异常变动就表现为下列的病证:洒洒战抖发冷,喜欢伸腰,屡屡呵欠,颜面暗黑。病发时,就厌恶别人和火光,听到木器声音就惕惕惊慌,心要跳动,独自关闭房门,遮塞窗户而睡。严重的则可能登高而歌,不穿衣服就走。胸膈部响,腹部胀满。这还可发为小腿部的气血阻逆,如厥冷、麻木、痠痛等症。

本经所属腧穴就能主治有关"血"方面所发生的病证:躁狂、疟疾、温热病,自汗出,鼻塞流涕或出血,口㖞,唇生疮疹,颈部肿,喉咙痛,大腹水肿,膝关节肿痛;沿着胸前、乳部、气街(气冲穴部)、腹股沟部、大腿前、小腿外侧、足背上均痛,足中趾不能运用。

凡属于气盛有余的症状,则身体前面都发热,有余的症状表现在胃部,则消化强而容易饥饿,小便颜色黄。属于气虚不足的症状,则身体前面都发冷、寒战,胃部寒冷则感到胀满。

【附】《帛书经脉》病候

一本：其病：病足中指废，胻痛，膝中肿，腹肿，乳内廉痛，□外肿，颊⁽¹⁾痛，𩑶齟，数〔欠〕，热汗出，脽⁽²⁾瘦，颜寒。诸病此物者，皆灸阳明脉。

二本：是动则病：洒洒病寒，喜龙（伸）数（欠），颜〔黑病肿，病至则恶人与火，闻〕木音则惕然惊，心惕，欲独闭户而处，〔病甚〕则欲〔登高而歌，弃〕衣〔而走，此为〕骭蹷（厥）。

是阳明脉主治其所产病：颜痛，鼻䶦，颔〔颈痛，乳痛〕，心与胠⁽³⁾痛，腹外肿，肠痛，膝跳，跗□□，〔为〕十〔病〕。

【注释】

（1）颊——音"块"，又音"逵"。指颧骨。

（2）脽——疑"脽"字之误。即大腿上部与腰相连的部分。

（3）胠——腋下胁上的部位。

《内经》条文互参

《灵枢·决气》："中焦受气取汁，变化而赤，是谓血。"

《灵枢·百病始生》："虚邪之中人也……在经之时，洒淅喜惊……在肠之时，贲响，腹胀。"

《素问·厥论》："阳明之厥：则癫疾欲走呼，腹满，不得卧，面赤而热，妄见而妄言。"

《素问·刺疟》："足阳明之疟：令人先寒洒淅，洒淅寒甚，久乃热，热去汗出，喜见日光火气，乃快然。刺足阳明跗上。"

《灵枢·寿夭刚柔》："怫忾贲响，风寒客于肠胃之中。"

《灵枢·五邪》："邪在脾胃，则病肌肉痛，阳气有余，阴气不足，则热中，善饥；阳气不足，阴气有余，则寒中，肠鸣，腹痛；阴阳俱有余若俱不足，则有寒有热，皆调于三里。"

《灵枢·邪气藏府病形》："胃病者：腹䐜胀，胃脘当心而痛，上肢（支）两胁膈咽不通，食饮不下，取之三里也。"

2·3·2 足阳明络脉

《灵枢·经脉》：足阳明之别，名曰丰隆。去踝八寸，别走太阴；其别者，循胫骨外廉，上络头项，合诸经之气，下络喉嗌。（图2-6）

其病：气逆则喉痹卒瘖。⁽¹⁾实，则狂癫；虚，则足不收，胫枯⁽²⁾。取之所别也。

【注释】

（1）卒瘖——卒，通作"猝"，突然；瘖，失音。

（2）足不收、胫枯——足不收，足弛缓松软无力；胫枯，胫部肌肉萎缩，气血亏虚所致。

【语译】

足阳明络脉，名丰隆，在距离外踝上八寸处分出，走向足太阴经；其支脉沿着胫骨外缘，向上联络头项部（会大椎），与各经的脉气相会合，向下联络喉咙和咽峡部。

其病证：气厥逆，就会患喉部肿痛，突然音哑。实证，发生癫病，狂病；虚证，见足胫部弛缓无力，肌肉萎缩。可取足阳明络穴治疗。

2·3·3 足阳明经别

《灵枢·经别》：足阳明之正，上至髀，入于腹里⁽¹⁾，属胃，散之脾，上通于心，上循咽，出于口，上频頞⁽²⁾，还系目系⁽³⁾，合于阳明也。（图2-7）

【注释】

（1）腹里——腹腔之内。

（2）頞頞——頞，鼻根；頞，眼眶下部。

（3）目系——眼后内连于脑者。

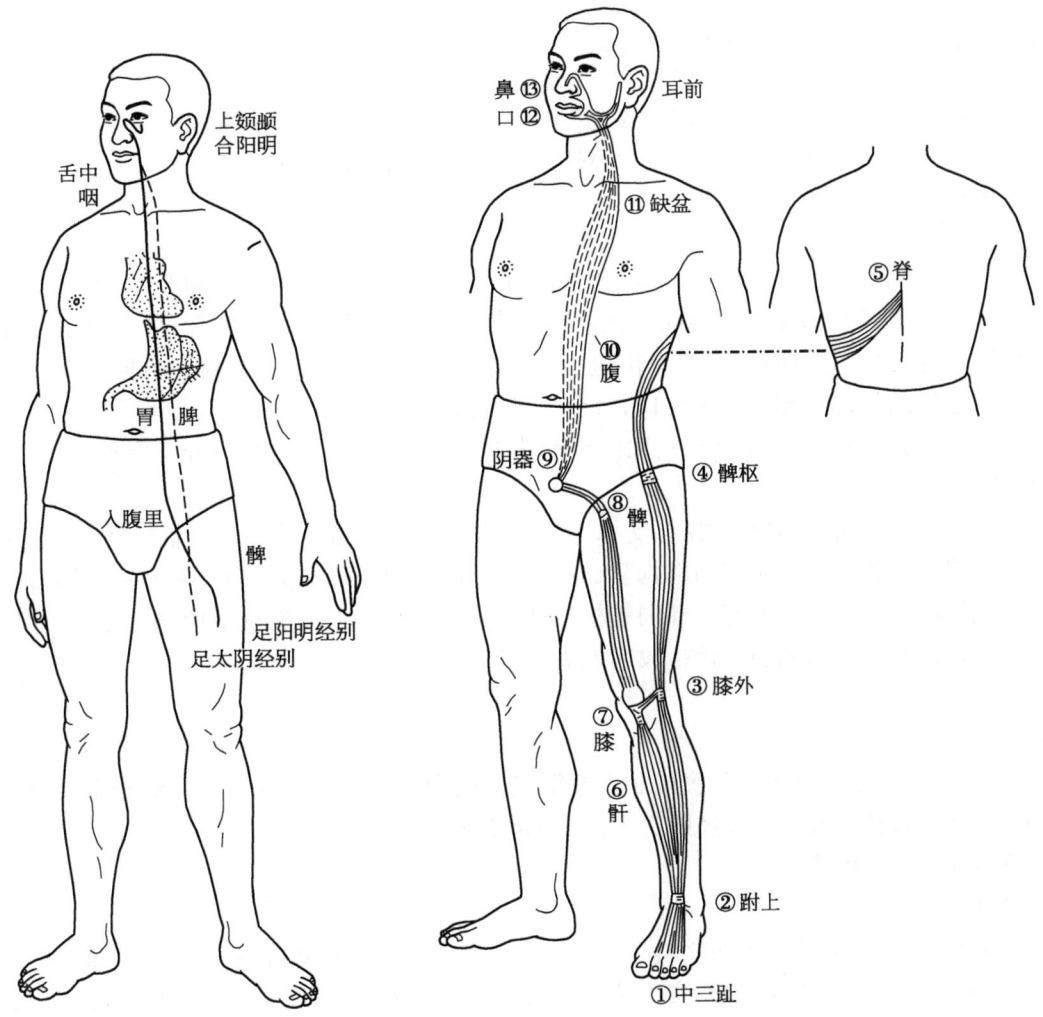

图 2-7　足阳明、足太阴经别线路图　　图 2-8　足阳明经筋分布图

【语译】

足阳明经别,在大腿前面从足阳明经分出,进入腹腔之内,属于胃腑,散布到脾脏,向上通连心脏,沿着食管浅出于口腔,上达于鼻根和眼眶下部,回过来联系到眼后与脑相连的组织(目系),脉气仍会合于足阳明经。

2·3·4　足阳明经筋

《灵枢·经筋》:足阳明之筋,起于中三指[1],结于跗上,邪(斜)外加于辅骨,上结于膝外廉,直上结于髀枢,上循胁,属脊。其直者,上循骭,结于膝,其支者,结于外辅骨,合少阳。其直者,上循伏兔,上结于髀,聚于阴器,上腹而布,至缺盆而结,上颈,上挟口,合于頄,下结于鼻,上合于太阳。太阳为目上纲[2],阳明为目下纲[3]。其支者,从颊结于耳前。(图 2-8)

其病:足中指支,胫转筋,脚跳坚[4],伏兔转筋,髀前肿,㿗疝[5],腹筋急,引缺盆及颊,卒口僻[6],急者目不合,热则筋纵、目不开。颊筋有寒则急,引颊移口;有热则筋弛纵,缓不胜收,故僻。

【注释】

(1) 中三指——即足次趾、中趾及无名趾。

(2)(3) 纲——原作"网",此据《甲乙经》、《太素》改。

(4) 脚跳坚——脚部活动感觉僵硬不舒适。

(5) 㿉疝——㿉音"颓"。又作"㿗"。因疝气下颓,故名。参见足厥阴条。

(6) 口僻——指口角歪斜。

【语译】

足阳明经筋,起始于足次趾、中趾及无名趾,结于足背,斜向外行加附于腓骨,上结于胫外侧,直上结于髀枢,又向上沿胁部属于脊;其直行的上沿胫骨,结于膝部,分支之筋结于外辅骨部,合并足少阳经筋;直行的沿伏兔上行,结于大腿部而聚会于阴器。再向上分布到腹部,至缺盆处结集;再向上至颈,夹口旁,合于鼻旁颧部,相继下结于鼻,从鼻旁合于足太阳经筋。太阳经筋为"目上纲"(上睑),阳明经筋为"目下纲"(下睑)。另一分支之筋,从面颊结于耳前部。

其病证:可出现足中趾及胫部支撑不适,拘紧疼痛,足部活动感觉到僵硬不舒,股前拘紧疼痛,髀前部肿,疝气,腹部筋肉拘紧,向上牵制到缺盆和颊部,突然发生口角歪斜,如有寒邪则掣引眼睑不能闭合;如有热邪则筋松弛使眼睑不能睁开。颊筋有寒使筋脉紧急,牵引颊部致口角移动;有热时则筋肉松弛收缩无力,所以口歪。

2·4 足太阴

足太阴脾经主要分布在胸腹任脉旁开第三侧线和下肢内侧前缘,其络脉、经别与之内外连接,经筋分布其外部。现以经脉为主,分别介绍如下。

2·4·1 足太阴脾经

2·4·1·1 循行

《灵枢·经脉》:脾足太阴之脉,起于大指之端,循指内侧白肉际(1),过核骨后(2),上内踝(3)前廉,上踹(4)内,循胫骨后,交出厥阴(5)之前,上膝股内前廉,入腹,属脾,络胃,上膈,挟咽(6)连舌本(7),散舌下。

其支者:复从胃,别上膈,注心中(脾之大络,名曰大包,出渊腋下三寸,布胸胁)。

〔本经穴〕 隐白(井),大都(荥),太白(输、原),公孙(络),商丘(经),三阴交(足三阴之会),漏谷,地机(郄),阴陵泉(合),血海,箕门,冲门,府舍,腹结,大横,腹哀,食窦,天溪,胸乡,周荣,大包(脾之大络)。

〔交会穴〕 中府(手太阴),期门(足厥阴),日月(足少阳),下脘、关元、中极(任脉)。

【注释】

(1) 白肉际——指四肢掌(跖)面与背面交接的边缘。掌(跖)面的皮肤较厚而色浅,称白肉,又称赤白肉际。

(2) 核骨——或作"覈骨"。张介宾注:"大指本节后内侧圆骨。"其形如半个果核,故名核骨。即指第1跖骨的头部突起。

(3) 内踝——胫骨下端的突出处。

(4) 踹——通作"腨",音"篆"。小腿肚,即腓肠肌部。

(5) 厥阴——指足厥阴肝经。

(6) 咽——张介宾注:"咽以咽物,居喉之后。"此兼指食管而言。

（7）舌本——指舌根部。

【语译】

足太阴脾经：① 从大趾末端开始（隐白），沿大趾内侧赤白肉际（大都），经核骨（第一蹠骨小头后）（太白、公孙），② 上向内踝前边（商丘），③ 上小腿内侧，沿胫骨后（三阴交、漏谷），交出足厥阴肝经之前（地机、阴陵泉），④ 上膝股内侧前边（血海、箕门），⑤ 进入腹部（冲门、府舍、腹结、大横；会中极、关元），⑥ 属于脾，络于胃（腹哀；会下脘、日月、期门），⑦ 通过膈肌，夹食管旁（食窦、天溪、胸乡、周荣；络大包；会中府），⑧ 连舌根，散布舌下。

它的支脉：⑨ 从胃部分出，上过膈肌，流注心中，接手少阴心经。（图2-9）

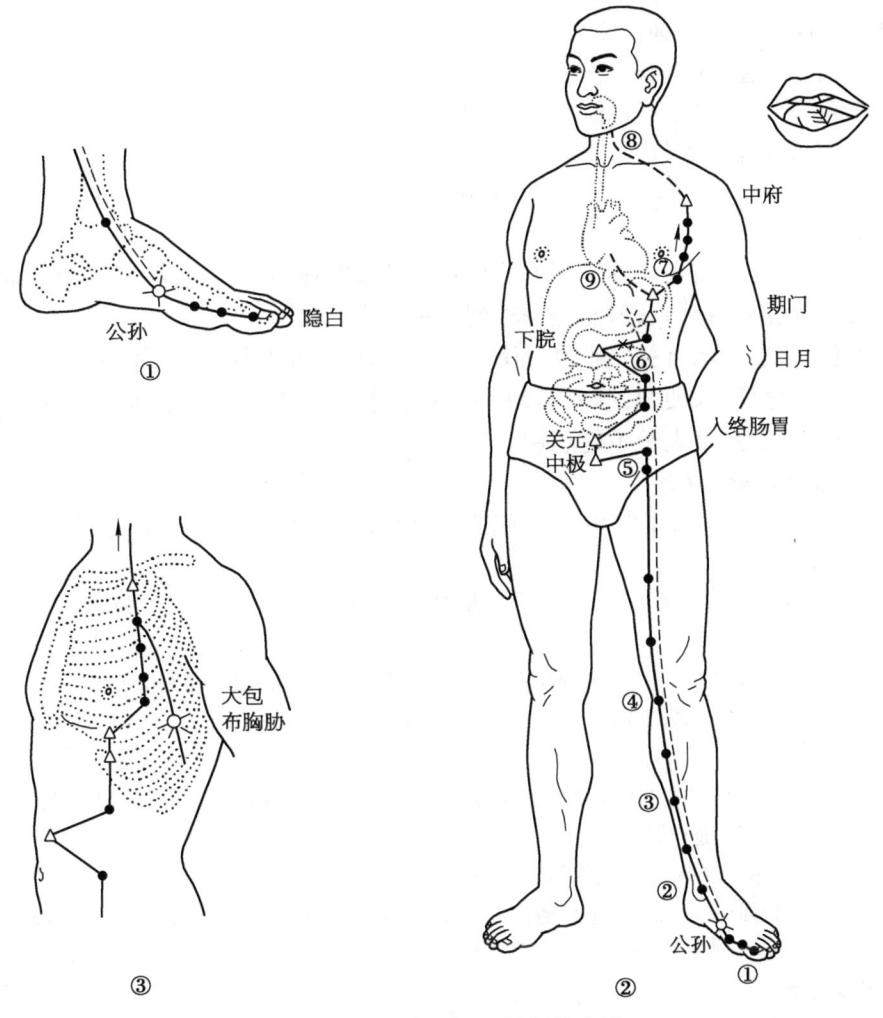

图2-9 足太阴脾经循行线路图

【附】《帛书经脉》循行

一本：足泰阴脉：出大指内廉骨际，出内踝上廉，循胻内〔廉〕，□膝内廉，出股内廉。

二本：大（太）阴脉[(1)]：是胃脉殹（也）。彼（被）胃，出鱼股[(2)]阴下廉，䐃上廉，出〔内〕踝之上廉。

【注释】

（1）太阴脉——指足太阴脉，下厥阴脉、少阴脉同。

(2) 鱼股——应指股部前面的股四头肌,屈膝时状如鱼形。

2·4·1·2 病候

《灵枢·经脉》:是动则病:舌本强,食则呕,胃脘[1]痛,腹胀善噫,得后与气[2],则快然如衰[3],身体皆重。

是主脾所生病者:舌本痛,体不能动摇,食不下,烦心,心下急痛,溏瘕泄[4],水闭[5],黄疸,不能卧,强立[6]股膝内肿、厥,足大指不用(脾之大络……实则身尽痛,虚则百节皆纵)。

【注释】
(1) 胃脘——《说文》:"脘,胃府也。"
(2) 得后与气——后,指大便;气,指矢气。
(3) 快然如衰——感到病情松解。
(4) 溏瘕泄——溏,指大便溏薄;瘕,指腹部忽聚忽散的痞块;泄,指水泻。
(5) 水闭——指小便不通等症。
(6) 强立——《太素》作"强欠"。可作勉强起立解。

【语译】
本经有了异常变动就表现为下列的病证:舌根部发强,吃了就要呕,胃脘痛,腹胀,好嗳气,得到大便或放屁后就感到轻松,全身感到沉重无力。

本经所属腧穴能主治有关"脾"方面所发生的病证:舌根部痛,身体不能活动,吃不下,心胸烦闷,心窝下急痛,大便溏,腹有痞块,泄利,或小便不通,黄疸,不能安睡,勉强站立,大腿和小腿内侧肿、厥冷,足大趾不能运用。

【附】《帛书经脉》病候

一本:其病:病足大指废,胻内廉痛,股内痛,腹痛,腹胀,复□,不嗜食,善噫,心□,善肘[1](疛)。诸病此物者,皆灸足泰阴脉。

二本:是动则病:上〔当〕走心[2],使腹胀,善噫,食欲欧(呕),得后与气则从快(乙本作"逢")然[3]衰。

是钜阴脉主治其所〔产病〕:□□,心烦,死;心痛与腹胀,死;不能食,不能卧,强吹[4](欠),三者同则死;溏泄,死;〔水与〕闭同则死;为十病。

【注释】
(1) 肘——疑读为"疛"。《吕氏春秋·尽数》:"处腹则为张(胀)为疛。"注:"疛,跳动,皆腹疾。"
(2) 上当走心——疑指逆气冲心。
(3) 快然——《灵枢·经脉》作"快然",乙本作"逢然"。
(4) 强吹——应为强欠。《太素》卷八杨注:"将欠不得欠,名曰强欠。"当指呃逆。《灵枢·经脉》作"强立"。

《内经》条文互参

《素问·风论》:"脾风之状:多汗恶风,身体怠堕,四肢欲动,色薄微黄,不嗜食。"

《灵枢·胀论》:"脾胀者:善哕,四肢烦悗,体重,不能胜衣,卧不安。"

《素问·厥论》:"太阴之厥:则腹满䐜胀,后不利,不欲食,食则呕,不得卧。"

《素问·刺疟》:"足太阴之疟:令人不乐,好太息,不嗜食,多寒热汗出,病至则善呕,呕已乃衰,即取之。"

《灵枢·本神》:"脾气虚,则四肢不用,五脏不安;实则腹胀,经溲不利。"

《素问·藏气法时论》:"脾病者:身重,善饥肉痿,足不收,行善瘛,脚下痛;虚则腹满,肠鸣,飧泄,食不化。"

2·4·2 足太阴络脉

《灵枢·经脉》：足太阴之别，名曰公孙。去本节后一寸，别走阳明；其别者入络肠胃。（图 2-9）

其病：厥气上逆则霍乱。实，则腹[1]中切痛；虚，则鼓胀。取之所别也。

【注释】

（1）腹——原作"肠"，据《太素》改。

【语译】

足太阴络脉，名公孙。在距离足大趾本节后方一寸处分出，走向足阳明经；其支脉进入腹腔，与肠胃相联络。

其病证：气厥逆就挥霍缭乱，上吐下泻。实证，见腹内绞痛；虚证，见腹部胀气。可取足太阴络穴治疗。

2·4·3 足太阴经别

《灵枢·经别》：足太阴之正，上至髀，合于阳明。与别俱行，上结于咽，贯舌本[1]。（图 2-7）

【注释】

（1）舌本——原作"舌中"，据《太素》改。

【语译】

足太阴经别，从足太阴经脉分出后到达大腿前面，和足阳明经的经别相合并行，向上结于咽喉，贯通到舌本。

2·4·4 足太阴经筋

《灵枢·经筋》：足太阴之筋，起于大指之端内侧，上结于内踝；其直者，结于膝内辅骨，上循阴股[1]结于髀，聚于阴器。上腹，结于脐，循腹里，结于肋，散于胸中；其内者着于脊。（图 2-10）

其病：足大指支，内踝痛，转筋痛，膝内辅骨痛，阴股引髀而痛，阴器纽痛，上[2]引脐与[3]两胁痛，引膺中与[4]脊内痛。

【注释】

（1）阴股——股的内侧。

（2）上——原作"下"，据《太素》改。

（3）（4）与——原缺，据《太素》补。

【语译】

足太阴经筋，起始于足大趾内侧端，上行结于内踝，直行向上结于膝内辅骨（胫骨内踝部），向上沿着大腿内侧，结于股前，会聚于阴

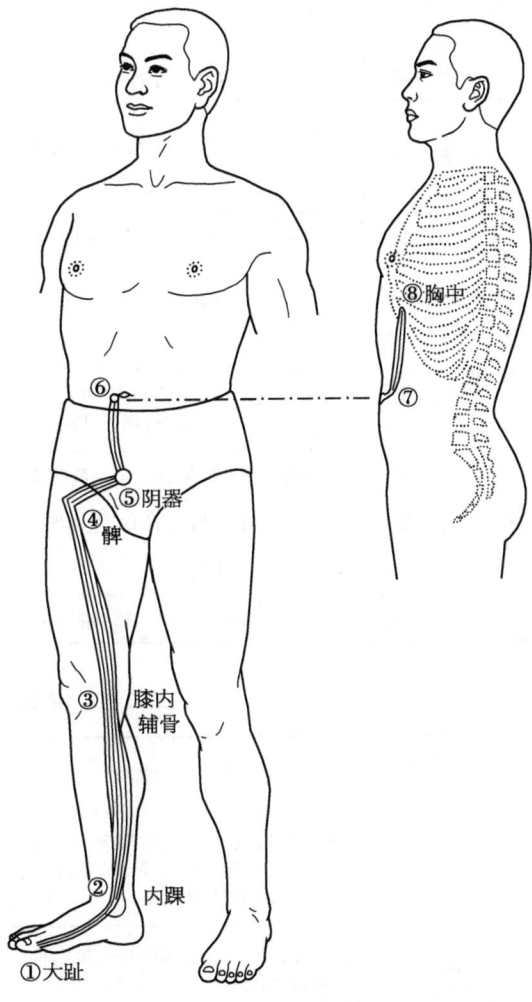

图 2-10 足太阴经筋分布图

器部;向上到腹部,结于脐,再沿着腹内结于肋骨,散布到胸中,在内的经筋则附着于脊旁。

其病证:可出现足大趾支撑不适,牵引内踝作痛,转筋,膝内辅骨痛,股内侧牵引髀部作痛,阴器部有扭转疼痛,并可向上引脐及两胁作痛,且能牵引胸膺和脊内疼痛。

表2-1 手足太阴阳明经络循行表

经络	分布	体 表 部	体 内 部
手太阴	经脉	大指←上肢内侧前←胸旁 次指↙	起于中焦,络大肠,循胃口,属肺,肺系
	络脉	腕后一寸半(列缺)→掌中→散鱼际→手阳明	
	经别	入腋……上出缺盆,合阳明	入走肺,散之大肠
	经筋	大指上→鱼后→肘中→肩前→缺盆	→胸里→膈→季胁
手阳明	经脉	次指→上肢外侧前→肩前→颈→下齿→鼻旁	络肺,属大肠
	络脉	腕上三寸(偏历)手太阴;臂→肩髃→曲颊→齿、耳	
	经别	别肩髃入柱骨……出缺盆,合阳明	走大肠,属于肺,循喉咙
	经筋	次指→腕→肘外→肩髃→挟脊→颈→颏、角、颔	
足阳明	经脉	大趾 次趾 → 下肢外侧前 ← 胸腹第二侧线 ← 面周 中趾 围 ← 目下、鼻	属胃,络脾
	络脉	踝上八寸(丰隆)→足太阴;胫外络头项、喉嗌	
	经别	髀,入腹里……出于口,上颈、颐……	属胃,散之脾,上通于心,循咽……系目系
	经筋	中三趾→跗上→膝→髀→阴器→缺盆→鼻 ↘膝外→髀枢→脊 →目下;颊→耳前	
足太阴	经脉	大趾内→下肢内侧、中、前→胸腹第三侧线	
	络脉	大趾本节后一寸(公孙)→足阳明	入络肠胃
	经别	髀,合足阳明上行	络于咽,贯舌本
	经筋	大趾内→内踝→膝内→髀→阴器	→腹里、散胸中、着脊

表2-2 手足太阴阳明经络病候表

经络名称	经 脉	络 脉	经 筋
手太阴 (主肺)	肺胀满,喘,咳,上气,烦心,胸满,臑臂内前廉痛厥,掌中热。肩背痛,风寒汗出,小便数而欠;少气不足以息。	实:手锐掌热 虚:欠欬,小便遗数	当所过者支转筋痛,甚成息贲,胁急,吐血
手阳明 (主津)	齿痛,颈肿,目黄,口干,鼽衄,喉痹,肩前臑痛,大指次指不用。脉所过者热肿(或)寒栗	实:龋齿、耳聋 虚:齿寒、痹膈	当所过者支痛及转筋,肩不举,颈不可左右视

(续上表)

经络名称	经　脉	络　脉	经　筋
足阳明（主血）	振寒,颜黑(赤),恶人与火,惊,心欲动,腹胀,狂,疟,温淫,汗出,鼽衄,口喎,唇胗,颈肿,喉痹,大腹水肿,循膺乳……足跗上皆痛,中指不用。身以前热(或)寒栗,消谷善饥(或)胀满	气逆：喉痹,卒瘖实：狂、癫虚：足不收,胫枯	支,转筋,髀前肿,疝,腹筋急,口僻,急者目不合,热则筋纵目不开
足太阴（主脾）	舌本强痛,食则呕,胃脘痛,腹胀,善噫,身体皆重。烦心,心下急痛,溏瘕,泄,水闭；黄疸,不能卧,股膝内痛厥,大趾不用	厥气上逆则为霍乱实：肠(腹)中切痛虚：鼓胀	支,转筋痛,阴股引髀而痛,阴器扭痛,下引脐,两胁痛引膺中脊内痛

小　结

十二经脉是经络系统的主要部分,手足阴阳经相互联系。手太阴肺经与手阳明大肠经表里相联系；足阳明胃经与足太阴脾经表里相联系。肺经起自中焦,在腕后有支脉分出,至食指连接于大肠经。大肠经在腕上亦有支脉与手太阴肺经相互联系,并在水沟穴处左右相互交叉,上抵鼻旁连接于胃经。胃经共有四条支脉,分别于面颊、胃中、膝下、跗上分出,并于跗上至大趾连接于脾经。脾经在膝下交厥阴之前,有络脉及大络,其支脉上膈连接于心,大络散布于身旁。此为气血运行在手足上下的第一回还。

经脉的病候,又是其经穴的主治范围。肺经腧穴主治肺、胸、喉部病及其外经病变。大肠经腧穴主治头面、口鼻、唇齿、发热等及外经病变。胃经腧穴主治与手阳明经相同外,并治咽喉、胃肠、神志等及外经病变。脾经腧穴也主治胃肠病,并治前阴、妇科等病及外经病变。

络脉是从经脉分出的别络或大络,加强表里经之间的联系。手太阴、阳明,足阳明、太阴这四大别络,由本经络穴部位分出,在肘膝以下表里两经互络。即手太阴络脉与手阳明络脉,在上肢前缘相互联络；足阳明络脉与足太阴络脉,在下肢前侧相互联络。手太阴络脉又散入鱼际；手阳明络脉分布曲颊、齿根、入耳,会合宗脉；足阳明络脉络头项、喉嗌；足太阴络脉又入腹腔而络肠胃。

络脉的病候须分别虚实,各络穴除适应所列病候外,还可以调治其表里经脉的病候。如手太阴列缺,治头项；手阳明偏历,利小便；足阳明丰隆,豁痰；足太阴公孙,调肠胃等,均是。

经别的循行是阴阳表里二经相合。手太阴经别,合入于手阳明经别,与之并行后合于手阳明经脉；手阳明经别,与手太阴经别相合后,合入于本经经脉。足太阴阳明的经别也按阴阳经别的规律而相合。手太阴与手阳明合于缺盆,足太阴与足阳明合于髀部。这样手太阴阳明和足太阴阳明,就构成了十二经别的"六合"中两组。经别从经脉分出后入走相应的脏腑,又浅出于头面器官。手太阴经别,入走肺,散之大肠；手阳明经别,下走大肠,属于肺,上循喉咙；足阳明经别,属胃散之脾,上通于心,循咽……系目系；足太阴经别,络于咽,贯舌本。这样加强了对内脏和头面的联系,补充了十二经脉循行不及之处。因其没有确定穴位,故未另列病候。

经筋的分布基本和经脉一致,主要行于体表筋肉骨节,结聚相连,不入内脏；但也布结于体腔及器官。手太阴经筋,结于胸里、膈和季胁,足太阴经筋循腹里散胸中着脊；手足阳明经筋不入体腔,手阳明经筋又上结于颈、颧、角、颔;足阳明经筋又上结于鼻、目、颊、耳前。

经筋病候主要在体表所过的筋肉骨节部位。寒则引急,热则弛纵,可出现支撑、引掣、疼痛、反张、拘挛、转筋和松弛乏力不收。另外还可在器官及体腔内出现个别的症状,如手太阴经筋还可出现息贲、胁急、吐血;手阳明经筋还可出现颈不可左右视;足阳明经筋还可引起疝、口僻、目不合或不开;足太阴经筋还可出现阴器扭痛引脐,胁痛引膺,脊内疼痛。这些都与濡养经筋的经脉有密切关系。

复 习 思 考 题

1. 试述手足太阴经脉的体表循行及其之间的交接关系。
2. 试述手足阳明经的体表循行及其之间的交接关系。
3. 什么叫"是动病"和"是主所生病"? 试举例说明之。
4. 手足太阴的络脉和经别各有何特点?
5. 手足阳明的经脉和经别有哪些特点?
6. 手足太阴阳明的经筋分布部位怎样?

3 手足少阴与太阳

本章对手少阴、手太阳、足太阳、足少阴四经的内容作系统介绍。这四经是气血运行(流注)的第二回环,在四肢部分布在上肢或下肢内侧或外侧后缘,阴经与阳经之间构成表里关系;脏腑之间为心与小肠、肾与膀胱相合。

3·1 手少阴

手少阴心经主要分布在上肢内侧后缘,其络脉、经别与之内外连接,经筋分布其外部。现以经脉为主,分别介绍如下。

3·1·1 手少阴心经

3·1·1·1 循行

《灵枢·经脉》:心手少阴之脉,起于心中,出属心系[1],下膈,络小肠。

其支者:从心系,上挟咽[2],系目系[3]。

其直者:复从心系,却上肺,下出腋下,下循臑内后廉,行太阴、心主[4]之后,下肘内,循臂内后廉,抵掌后锐骨[5]之端,入掌内后廉,循小指之内,出其端。"

〔本经穴〕 极泉、青灵、少海(合)、灵道(经)、通里(络)、阴郄(郄)、神门(输、原)、少府(荥)、少冲(井)。

【注释】

(1) 心系——是指心与各脏相连的组织。《类经》七卷第二注:"心当五椎之下,其系有五,上系连肺,肺下系心,心下三系连脾、肝、肾,故心通五脏之气而为之主也。"按:主要指与心连接的大血管及其功能性联系。

(2) 挟咽——即挟咽喉。《素问·藏气法时论》等篇王注,及《图经》引文,此下有"喉"字。

(3) 目系——指眼后与脑相连的组织。《灵枢·大惑论》:"肌肉之精为约束,裹撷筋骨血气之精而与脉并为系,上属于脑。"

(4) 太阴、心主——指手太阴肺经和手厥阴心包经。

(5) 掌后锐骨——指腕骨之豌豆骨部。《类经》七卷第二注:"手腕下踝为锐骨,神门穴也。"

【语译】

手少阴心经:① 从心中开始,出来属于心脏与它脏相连的系带,② 下过膈肌,络小肠。

它的支脉:③ 从心脏的系带部向上挟咽喉,而与眼球内连于脑的系带相联系。

它的直行脉:④ 从心系(即心与它脏相联系的系带)上行至肺,向下出于腋下(极泉),⑤ 沿上臂内侧后缘,走手太阴、手厥阴经之后(青灵),⑥ 下向肘内(少海),沿前臂内侧后缘(灵道、通里、阴郄、神门),⑦ 到掌后豌豆骨部进入掌内后边(少府),沿小指的桡侧出于末端(少冲),接手太阳小肠经。(图 3-1)

【附】《帛书经脉》循行

一本:臂少阴脉,循筋[1]下廉,出臑内下廉,出腋,奏(凑)胁。

二本:臂少阴脉,起于臂两骨之间,之[2]下骨上廉,筋之下,〔出〕臑内阴。

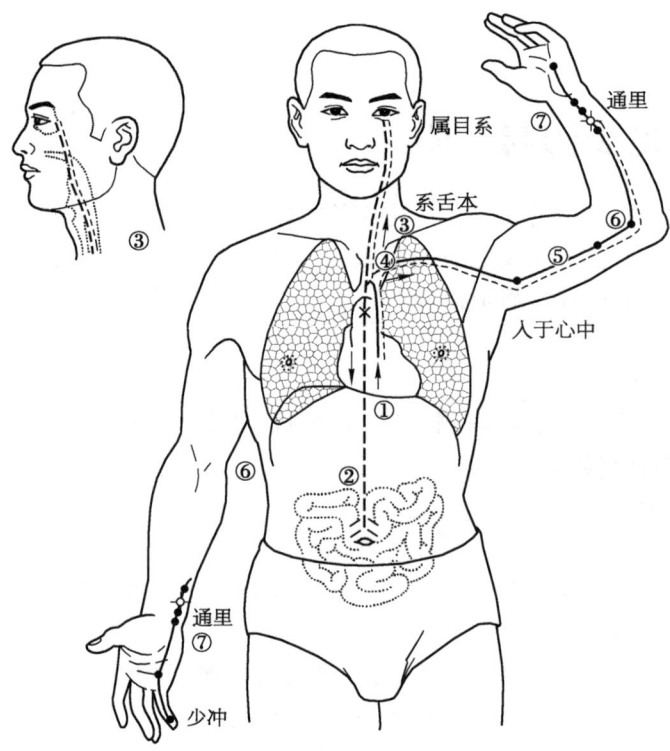

图 3-1 手少阴心经循行线路图

【注释】
（1）筋——似指桡侧腕屈肌腱。
（2）之——作"至"字解。

3·1·1·2 病候

《灵枢·经脉》：是动则病：嗌[(1)]干，心痛，渴而欲饮，是为臂厥[(2)]。

是主心所生病者：目黄，胁痛，臑臂内后廉痛、厥，掌中热、痛。

【注释】
（1）嗌——音益。《说文》："咽也。"按：嗌指咽峡部分，而咽则兼指食管。
（2）臂厥——同肺经。指经脉所过部分气血阻逆。

【语译】
本经有了异常变动就表现为下列的病证：咽喉干燥，心口痛，口渴要喝水；还可发为前臂部的气血阻逆，如厥冷、麻木、痠痛等症。

本经所属腧穴能主治有关"心"方面所发生的病证：眼睛发黄，胸胁疼痛，上臂、前臂内侧后边痛或厥冷，手掌心热痛。

【附】《帛书经脉》病候

一本：其病：〔病〕胁痛。诸病此物者，皆灸臂少阴脉。

二本：〔是动则病：心〕痛，嗌渴欲饮，此为臂蹶（厥）。

是臂少阴脉主治所产〔病：胁〕痛，为〔一病〕。

《内经》条文互参

《素问·藏气法时论》："心病者：胸中痛，胁支满，胁下痛，膺背肩胛间痛，两臂内痛；虚则胸腹大，胁下与腰相引而痛。"

《灵枢·胀论》:"心胀者:烦心,短气,卧不安。"

《素问·咳论》:"心咳之状:咳则心痛,喉中介介如梗状,甚则咽肿、喉痹。"

《素问·厥论》:"手心主、少阴厥逆:心痛引喉,身热,死不可治。"

《素问·刺热》:"心热病者:热争则卒心痛,烦闷,善呕,头痛,面赤无汗。刺手少阴、太阳。"

《灵枢·五邪》:"邪在心,则病心痛,喜悲,时眩仆。视有余不足,而调之其输也。"

3·1·2 手少阴络脉

《灵枢·经脉》:手少阴之别,名曰通里。去腕一寸[1],别而上行,循经入于心中,系舌本,属目系。取之去腕后一寸[2]。别走太阳也。(图3-1)

其实,则支膈[3];虚,则不能言[4]。

【注释】

(1) 一寸——原作一寸半,据《太素》改。

(2) 腕——原作掌,据《太素》、《甲乙》改。

(3) 支膈——胸膈间胀满、支撑不适。

(4) 不能言——其支者上系舌本,故不能言。

【语译】

手少阴络脉,名通里。在腕关节后一寸处分出上行,沿着本经进入心中,向上联系舌根部,归属于眼后联系于脑部。

手少阴络脉出现的实证,见胸膈部支撑胀满;虚证,不能说话。可取手少阴络穴治疗。本络走向手太阳小肠经脉。

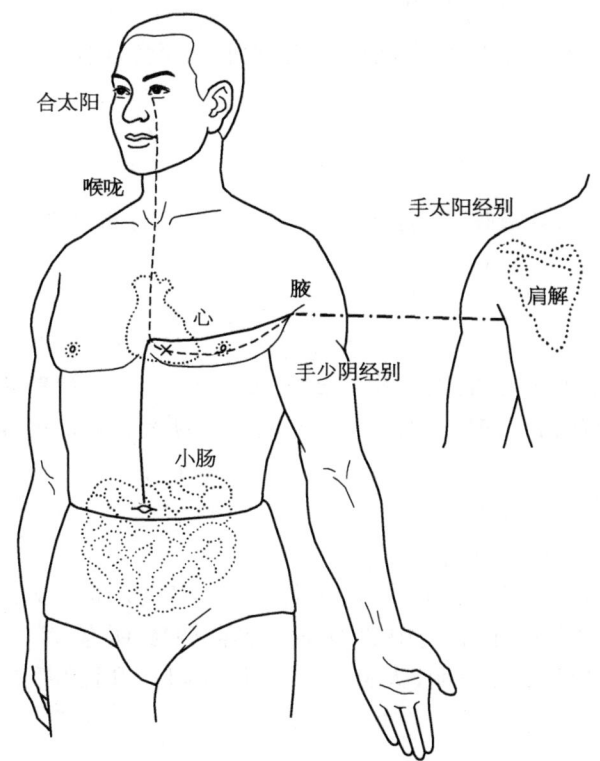

图3-2 手少阴经别线路图

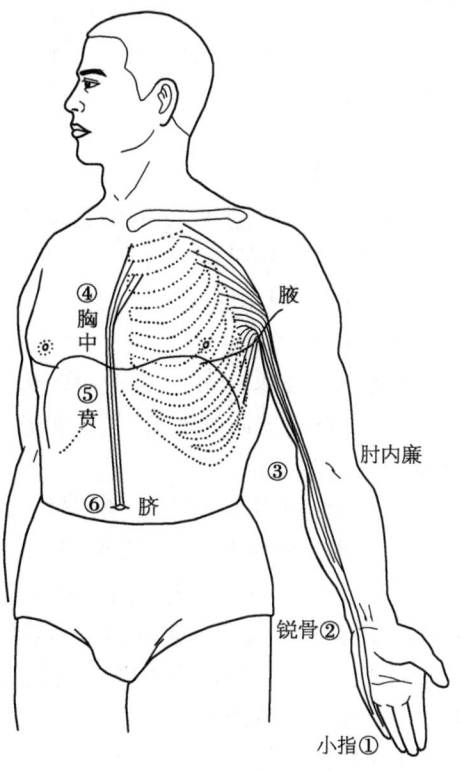

图3-3 手少阴经筋分布图

3·1·3 手少阴经别

《灵枢·经别》：手少阴之正，别入于渊腋[1]两筋之间，属于心，上走喉咙，出于面，合目内眦。（图 3-2）

【注释】

(1) 渊腋——足少阴胆经穴名，在腋下三寸处。又释为腋部。

【语译】

手少阴经别，分出后进入腋下渊腋穴处两筋之间，归属于心脏，向上走到喉咙，浅出面部，与手太阳经在内眼眦会合。

3·1·4 手少阴经筋

《灵枢·经筋》：手少阴之筋，起于小指之内侧，结于锐骨，上结肘内廉，上入腋，交太阴，伏[1]乳里，结于胸中，循贲[2]下系于脐。（图 3-3）

其病：内急，心承伏梁[3]，下为肘网[4]，其病当所过者支转筋、筋痛。

【注释】

(1) 伏——原作"挟"，据《太素》及杨注改。

(2) 贲——原作"臂"，据《太素》、《甲乙》改。

(3) 伏梁——古病名，五积之一，为心之积，主要症状为积块起于脐上，上至心下，伏而不动，如屋之梁，因而得名。

(4) 肘网——网，《太素》、《甲乙》作"纲"，指上肢的筋有病，肘部感到如罗网一样的牵制不舒。

【语译】

手少阴经筋，起始于手小指内侧，结聚于腕后豆骨处，向上结于肘内侧，上入腋内，交手太阴经筋，循行于乳里，结聚于胸部，沿膈向下，联系于脐部。

其病证：可见胸内拘急，心下有积块坚伏名为伏梁；上肢筋有病，则肘部牵急屈伸不利；本经筋循行部位支撑不适，掣引转筋和疼痛。

3·2 手太阳

手太阳小肠经主要分布在上肢外侧后缘，其络脉、经别与之内外连接，经筋分布其外部。现以经脉为主，分别介绍如下。

3·2·1 手太阳小肠经

3·2·1·1 循行

《灵枢·经脉》：小肠手太阳之脉，起于小指之端，循手外侧上腕，出踝中[1]，直上循臂骨下廉[2]，出肘内侧两骨之间[3]，上循臑外后廉，出肩解，绕肩胛[4]，交肩上，入缺盆，络心，循咽下膈，抵胃，属小肠。

其支者：从缺盆循颈，上颊，至目锐眦[5]，却入耳中。

其支者：别颊上颐[6]，抵鼻，至目内眦（斜络于颧）。

〔本经穴〕 少泽（井）、前谷（荥）、后溪（输）、腕骨（原）、阳谷（经）、养老（郄）、支正（络）、小海（合）、肩贞、臑俞、天宗、秉风、曲垣、肩外俞、肩中俞、天窗、天容、颧髎、听宫。

〔交会穴〕 大椎（督脉），上脘、中脘（任脉），睛明、大杼、附分（足太阳），和髎（手少阳），瞳子髎（足少阳）。

【注释】

(1) 踝——此指手腕后方小指侧的高骨。

(2) 臂骨——指尺骨。

(3) 两骨——指尺骨鹰嘴和肱骨内上髁。

(4) 肩解、肩胛——滑伯仁注:"脊两旁为膂,膂上两角为肩解,肩解下成片骨为肩胛。"张介宾注:"肩后骨缝曰肩解。"按:"肩后骨缝"指肩关节缝;两角指左右肩峰与肩胛冈部;成片骨即指肩胛骨体。

(5) 目锐眦——《灵枢·癫狂》:"目眦外决于面者为锐眦。"指目外角。目大角为内眦。

(6) 𬴃——音"拙"。眼眶的下方,包括颧骨内连及上牙床的部位。滑伯仁注:"目下为𬴃。"

【语译】

手太阳小肠经:① 从小指外侧末端开始(少泽),沿手掌尺侧(前谷、后溪),上向腕部(腕骨、阳谷),② 出尺骨小头部(养老),直上沿尺骨下边(支正),③ 出于肘内侧当肱骨内上髁和尺骨鹰嘴之间(小海),向上沿上臂外后侧,④ 出肩关节部(肩贞、臑俞),绕肩胛(天宗、秉风、曲垣),交会肩上(肩外俞、肩中俞;会附分、大杼、大椎),⑤ 进入缺盆(锁骨上窝),络于心,沿食管,通过膈肌,到胃(会上脘、中脘),属于小肠。

它的支脉:⑥ 从锁骨上行沿颈旁(天窗、天容),上向面颊(颧髎),到外眼角(会瞳子髎),弯向后(会和髎),进入耳中(听宫)。(图3-4)

它的又一支脉:⑦ 从面颊部分出,上向颧骨,靠鼻旁到内眼角(会睛明),接足太阳膀胱经。

⑧ 此外,小肠与足阳明胃经的下巨虚脉气相通。

【附】《帛书经脉》循行

一本:臂泰阳脉,出小指,循骨下廉,出臑下廉,出肩外廉,出项□□□〔目〕外眦。

二本:肩脉,起于耳后,下肩,出臑外〔廉〕,出□□□□,乘手背(此句乙本作"出臂外,出指上廉")。

3·2·1·2 病候

《灵枢·经脉》:是动则病:嗌痛,颔⁽¹⁾肿不可以顾,肩似拔,臑似折。

是主"液"所生病者⁽²⁾:耳聋,目黄,颊肿,颈、颔、肩、臑、肘臂外后廉痛。

【注释】

(1) 颔——音"汗"。指颏下结喉上两侧肉之软处。

(2) 主液——小肠受盛胃腑腐熟下传的水谷,经进一步消化和泌别清浊,其精华部分由脾转输,营养于全身,糟粕下走大肠,水液归于膀胱,因此小肠可产生水液,故本经主液所生病证。

【语译】

本经有了异常变动就表现为下列病证:咽喉痛,颔下肿不能回顾,肩部痛得像牵引,上臂痛得像折断。

本经所属腧穴能主治有关"液"方面所发生的病证:耳聋,眼睛昏黄,面颊肿,颈部、颔下、肩胛、上臂、前臂的外侧后边痛。

【附】《帛书经脉》病候

一本:〔其病:病〕臂外廉痛。诸病此物者,皆灸臂泰阳脉。

二本:是〔动则病:嗌痛,颔肿〕,不可以顾,肩似脱,臑似折。

是肩脉主治〔其所产病〕:颔痛,〔喉痹,臂痛,肘〕痛,为四病。

《内经》条文互参

《灵枢·口问》:"目者,宗脉之所聚也,上液之道。液者,所以灌精濡空窍者也。耳中宗脉之所聚……脉有所竭者,故耳鸣。"

《灵枢·决气》:"谷入气满,淖泽注于骨,骨属屈伸,泄泽,补益脑髓,皮肤润泽,是谓液。""液脱者,骨属屈伸不利,色夭,脑髓消,胫痠,耳数鸣。"

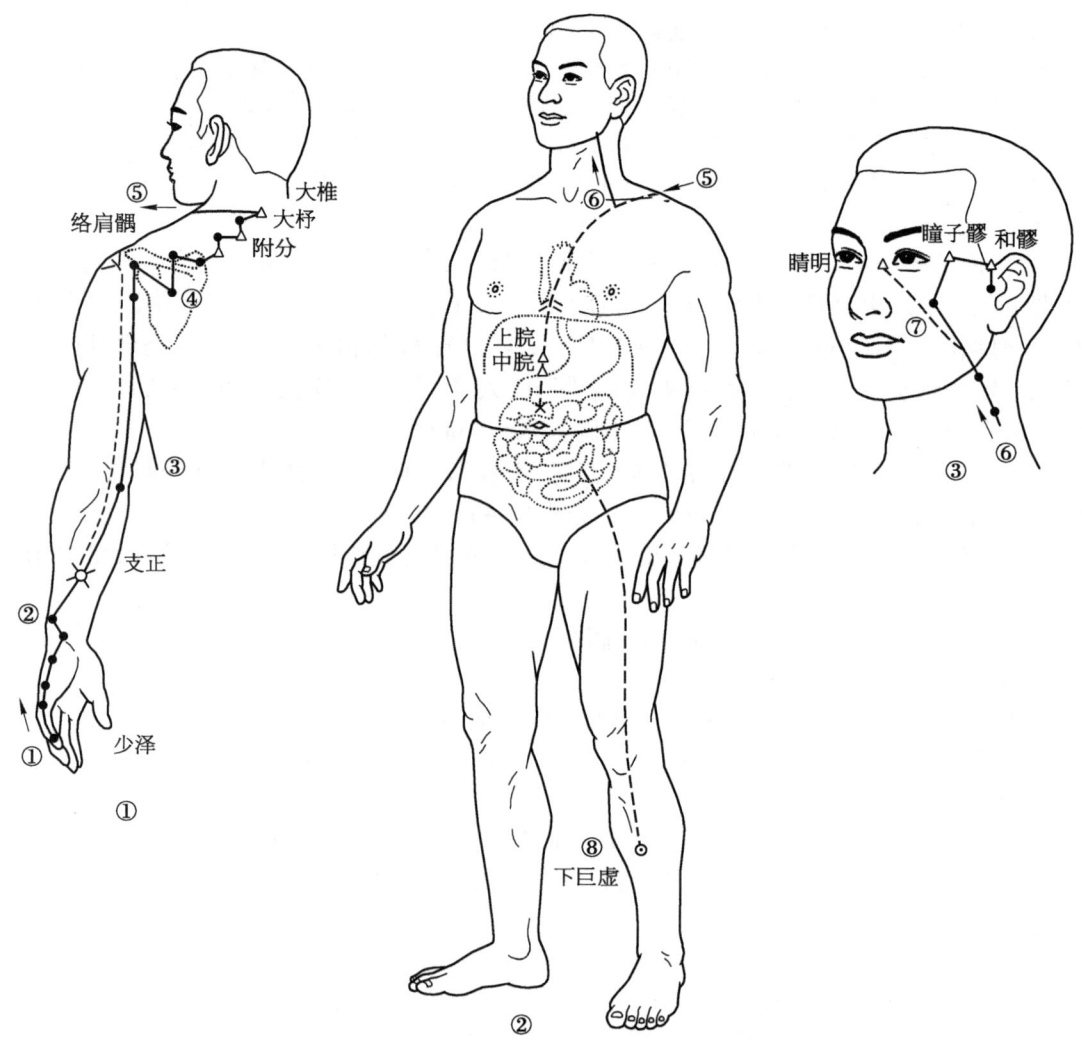

图 3-4 手太阳小肠经循行线路图①~③

《素问·厥论》:"手太阳厥逆:耳聋,泣出,项不可以顾,腰不可以俛仰,治主病者。"

《灵枢·胀论》:"小肠胀者,少腹䐜胀,引腰而痛。"

《灵枢·邪气藏府病形》:"小肠病者,小腹痛,腰脊控睾而痛,时窘之后,当耳前热,若寒甚,若独肩上热甚,及手小指次指之间热,若脉陷者,此其候也。手太阳病也,取之巨虚下廉。"

3·2·2 手太阳络脉

《灵枢·经脉》:手太阳之别,名曰支正。上腕五寸,内注少阴;其别者,上走肘,络肩髃。(图 3-4)

实,则节弛肘废[1];虚,则生肬[2],小者如指痂疥[3]。取之所别也。

【注释】

(1) 节弛肘废——指肩肘部关节松弛痿废不用。

(2) 肬——音"由"。与"疣"通,赘生在皮肤上的小瘤。

(3) 痂疥——此指疣之多生如指痂疥之状。

【语译】

手太阴络脉,名支正。在腕关节后五寸处,向内侧注入手少阴心经;其支脉上行经肘部,上络于肩髃部。

手太阳络脉出现的实证,关节弛缓,肘部痿废不用;虚证,皮肤赘生小疣。可取手太阳络穴治疗。

3·2·3　手太阳经别

《灵枢·经别》:手太阳之正,指地[(1)],别于肩解[(2)],入腋走心,系小肠也。(图3-2)

【注释】

(1) 指地——地在下,自上而下故称指地。杨上善说:"手之六经,唯此一经下行,余并上行向头。"

(2) 肩解——即肩关节。

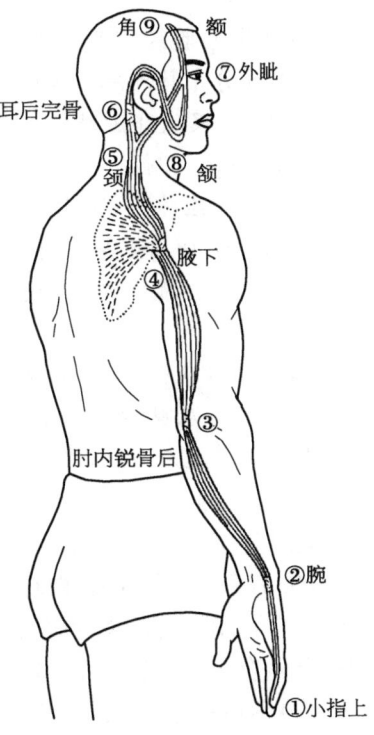

图3-5　手太阳经筋分布图

【语译】

手太阳经别,在肩关节部从手太阳经分出,向下行入于腋窝部,走向心脏,连系小肠。

3·2·4　手太阳经筋

《灵枢·经筋》:手太阳之筋,起于小指之上,结于腕,上循臂内廉,结于肘内锐骨[(1)]之后,弹之应小指之上,入结于腋下。其支者,后走腋后廉,上绕肩胛,循颈,出足[(2)]太阳之筋[(3)]前,结于耳后完骨;其支者入耳中;直者出耳上,下结于颔,上属目外眦。其支者,上曲牙,循耳前,属目外眦,上颔结于角。(图3-5)

其病:手[(4)]小指支,肘内锐骨后廉痛,循臂阴[(5)],入腋下,腋下痛,腋后廉痛,绕肩胛引颈而痛,应耳中鸣痛引颔,瞑目良久乃能[(6)]视。颈筋急,则为筋瘘[(7)]颈肿。

【注释】

(1) 锐骨——此指肘内的高骨,即肱骨内上髁。

(2) 足——原作"走",据《太素》、《甲乙》改。

(3) 筋——原脱,据《太素》补。

(4) 手——原脱,据《太素》补。

(5) 臂阴——臂内侧的部位。

(6) 能——原作"得",据《太素》、《甲乙》改。

(7) 筋瘘——鼠瘘之属。张注本作"痿",《太素》、《甲乙》亦作"痿"。但与上文似不连贯。

【语译】

手太阳经筋,起始于手小指的上边,结于腕背,上沿前臂内侧,结于肱骨内上髁后,以手弹该骨处,有感传可及于手小指之上,进入后,结于腋下;其分支走腋后侧。向上绕肩胛部,沿着颈旁出走足太阳经筋的前方,结于耳后乳突部;分支进入耳中;直行的出于耳上,向下结于下颔处,上方的连属于眼外眦。

其病证:可见手小指支撑不适,肘内锐骨后缘疼痛,沿臂的内侧,上至腋下,及腋下后侧等处均痛,绕肩胛牵引颈部作痛,并感到耳中鸣响且痛,疼痛牵引颔部,眼睛闭合一会才能看清物景,颈筋拘急,可发生筋瘘、颈肿等症。

3·3 足太阳

足太阳膀胱经主要分布在腰背第一、第二侧线及下肢外侧后缘,其络脉、经别与之内外连接,经筋分布其外部。现以经脉为主,分别介绍如下。

3·3·1 足太阳膀胱经

3·3·1·1 循行

《灵枢·经脉》:膀胱足太阳之脉,起于目内眦,上额,交巅[1]。

其支者:从巅至耳上角。

其直者:从巅入络脑,还出别下项[2],循肩髆[3]内,挟脊[4]抵腰中,入循膂[5],络肾,属膀胱。

其支者:从腰中,下挟脊,贯臀,入腘中。

其支者:从髆内左右别下贯胛,挟脊内,过髀枢[6],循髀外后廉下合腘中——以下贯踹内,出外踝[7]之后,循京骨[8]至小指外侧。

〔本经穴〕 睛明、攒竹、眉冲、曲差、五处、承光、通天、络却、玉枕、天柱;大杼、风门、肺俞、厥阴俞、心俞、督俞、膈俞、肝俞、胆俞、脾俞、胃俞、三焦俞、肾俞、气海俞、大肠俞、关元俞、小肠俞、膀胱俞、中膂俞、白环俞、上髎、次髎、中髎、下髎、会阳;附分、魄户、膏肓、神堂、譩譆、膈关、魂门、阳纲、意舍、胃仓、肓门、志室、胞肓、秩边;承扶、殷门、浮郄、委阳(三焦下合)、委中(合)、合阳、承筋、承山、飞扬(络)、跗阳、昆仑(经)、仆参、申脉、金门(郄)、京骨(原)、束骨(输)、通谷(荥)、至阴(井)。

〔交会穴〕 曲鬓、率谷、浮白、窍阴、完骨、临泣、环跳(足少阳),神庭、百会、脑户、风府、大椎、陶道(督脉)。

【注释】

(1) 交巅——《素问·五藏生成》等篇王注、《脉经》卷六、《太素》卷八、《千金》卷二十、《图经》卷二、《圣济总录》卷一九一及《十四经发挥》卷中此下并有"上"字,似是。"交"者,交会之意;"巅"者,乃指头顶正中最高点,当百会穴处。

(2) 项——后颈部。

(3) 肩髆——指肩胛区。

(4) 挟脊——《素问·厥论》等篇王注、《太素》卷八及《十四经发挥》卷中并无。《甲乙》卷二上作"会于后阴"四字。《脉经》卷六、《千金》卷二十及《图经》卷三作"会于后阴下"五字。"挟脊",指挟行脊柱两旁。

(5) 膂——挟脊两旁的肌肉。

(6) 髀枢——当股骨大转子部,环跳穴所在处。

(7) 外踝——腓骨下端的突出处。

(8) 京骨——足外侧小趾本节后突出的半圆骨,即第五跖骨粗隆。又为穴名。

【语译】

足太阳膀胱经:① 从内眼角开始(睛明),上行额部(攒竹、眉冲、曲差;会神庭、头临泣),交会于头顶(五处、承光、通天;会百会)。

它的支脉:② 从头顶分出到耳上角(会曲鬓、率谷、浮白、头窍阴、完骨)。

其直行主干:③ 从头顶入内络于脑(络却、玉枕;会脑户、风府),复出项部(天柱)分开下行:④ 一支沿肩胛内侧,挟脊旁(会大椎、陶道;经大杼、风门、肺俞、厥阴俞、心俞、督俞、膈俞),到达腰中(肝俞、胆俞、脾俞、胃俞、三焦俞、肾俞),进入脊旁筋肉,⑤ 络于肾,属于膀胱

(气海俞、大肠俞、关元俞、小肠俞、膀胱俞、中膂俞、白环俞)。⑥一支从腰中分出,夹脊旁,通过臀部(上髎、次髎、中髎、下髎、会阳、承扶),进入腘窝中(殷门、委中)。

⑦背部另一支脉:从肩胛内侧分别下行,通过肩胛(附分、魄户、膏肓、神堂、譩譆、膈关、魂门、阳纲、意舍、胃仓、肓门、志室、胞肓、秩边),⑧经过髋关节部(会环跳穴),沿大腿外侧后边下行(浮郄、委阳),会合于腘窝中(委中)——⑨由此向下通过腓肠肌部(合阳、承筋、承山),出外踝后方(飞扬、跗阳、昆仑),⑩沿第五跖骨粗隆(仆参、申脉、金门、京骨),到小趾的外侧(束骨、足通谷、至阴),下接足少阴肾经。(图3-6)

【附】《帛书经脉》循行

一本:足泰阳脉:出外踝窭[1]中,上贯膞(腨)[2],出于却;枝之下颏[3];其直者,贯□,夹脊,□□,上于豆(头);枝颜下,之耳;其直者,贯目内眦,之鼻。

二本:足巨阳脉,潼[4]外踝娄(窭)中,出却(郄)中,上穿跱[5],出厌中[6],夹脊,出于项,□头角,下颜,夹䯏(髃,颊)[7],系目内廉。

【注释】

(1)窭——空穴。

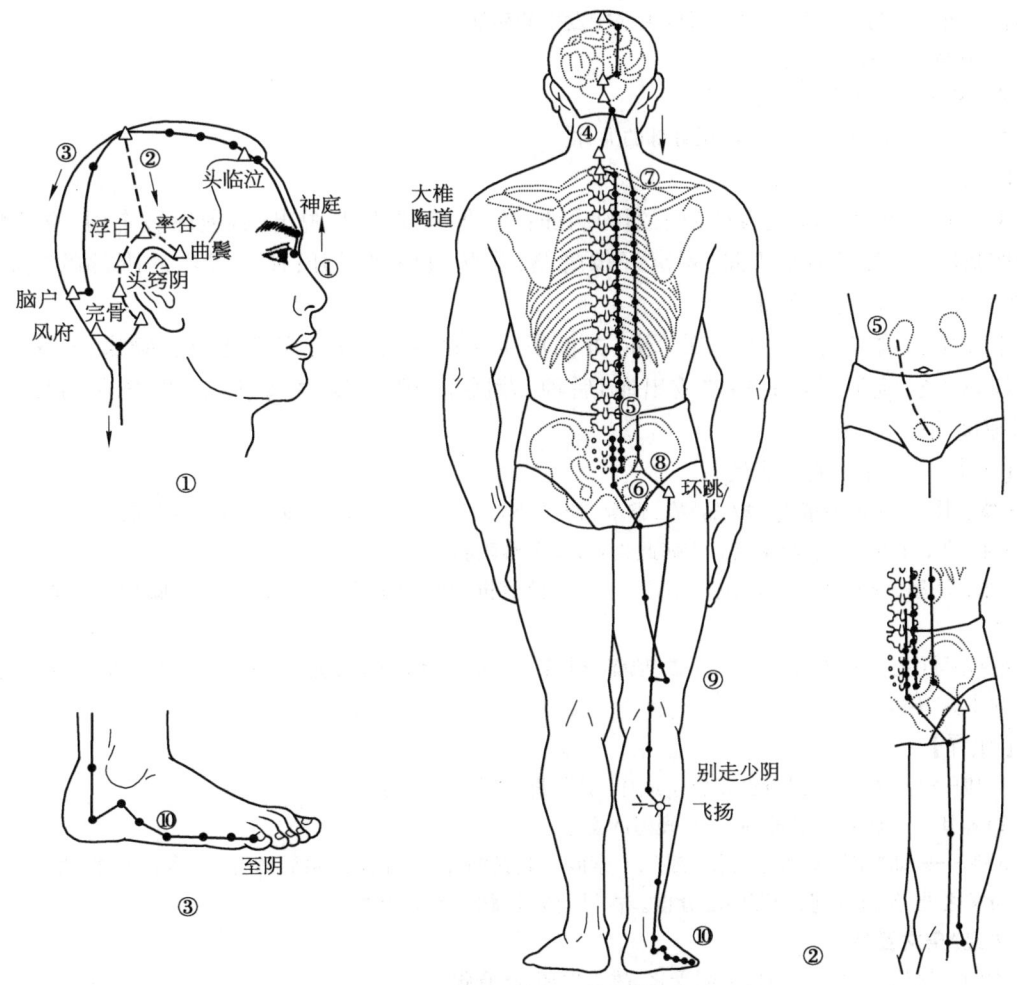

图3-6 足太阳膀胱经循行线路图①~③

(2) 腨——即"腨",指小腿肚。

(3) 枝之下颊——枝,指本脉的分枝,即支脉。之,往。下颊,人体部位名,未详。

(4) 潼——疑读为"踵"。

(5) 跰——应即"臀",《考工记·栗氏》"其臀一寸",故书作唇,可证。

(6) 厌中——《素问·气穴论》:"两髀厌分中二穴。"王冰注:"谓环跳穴也,在髀枢后,足少阳、太阳二脉之会。"

(7) 䪼——即颊字,《说文》:"鼻茎也。"

3·3·1·2 病候

《灵枢·经脉》：是动则病：冲头痛，目似脱，项如拔，脊痛，腰似折，髀不可以曲，腘如结，腨如裂，是为踝厥(1)。

是主筋所生病者(2)：痔，疟，狂、癫疾(3)，头囟项痛(4)，目黄，泪出，鼽衄，项、背、腰、尻(5)、腘、踹、脚皆痛，小指不用。

【注释】

(1) 踝厥——指本经经脉循行小腿部气血厥逆的见症。

(2) 主筋所生病——《素问·生气通天论》："阳气者，精则养神，柔则养筋。"说明阳气化生精微，内可以养神，外可以柔筋。太阳为巨阳，所以主筋所发生的病证。

(3) 癫疾——癫痫等病证。

(4) 囟——音"信"。即囟门部。

(5) 尻——音"考"，平声。骶尾骨部的通称。

【语译】

本经有了异常变动就表现为下列的病证：头重痛，眼睛要脱出，后项像被牵引，脊背痛，腰好像折断，股关节不能弯曲，腘窝好像凝结，腓肠肌像要裂开；还可发生外踝部的气血阻逆，如厥冷、麻木、痠痛等症。

本经所属腧穴就能主治有关"筋"方面所发生的病证：痔、疟疾、躁狂、癫痫，头囟后项痛，眼睛昏黄，流泪，鼻塞、多涕或出血，后项、背腰部、骶尾部、膝弯、腓肠肌、脚都可发生病痛，小脚趾不好运用。

【附】《帛书经脉》病候

一本：其病，病足小指废，膞(腨)痛，腘挛，脽(1)(臀)痛，产(生)痔，腰痛，夹脊痛，□痛，项痛，手痛，颜寒，产(生)聋，目痛，鼽衄，数癫疾。诸病此物者，皆灸泰阳脉。

二本：是动则病：潼，头痛，□□□□，脊痛，腰似折，脾(髀)不可以运，腘如结，腨如〔裂，此〕为踝蹶(厥)。

是巨阳脉〔主治其产病：头痛、耳聋、项痛、耳彊(2)〕，疟，背痛，腰痛，尻痛，痔，胎(3)(郄)痛，腨痛，〔足小指痹，为十〕二病。

【注释】

(1) 脽——《说文》注："臀也。"臀字或体"膟"，即"脽"之重出字。

(2) 耳彊——病名。彊通"强"，有硬感的意思。

(3) 胎——即"郄"，后世常写作"郄"。《素问·刺腰痛篇》王冰注："膝后两旁，大筋双上，股之后，两筋之间，横叉之处，努肉高起，则郄中之分也。古《中诰》以腘中为太阳之郄。"

《内经》条文互参

《素问·热论》："伤寒一日，太阳受之，故头项痛，腰脊强。"

《素问·厥论》："巨阳之厥，则肿首头重，足不能行，发为眴仆。"

《素问·厥论》:"太阳厥逆:僵仆,呕血,善衄。"
《灵枢·终始》:"太阳之脉,其终也,戴眼,反折,瘛疭……"
《素问·刺疟》:"足太阳之疟,令人腰痛头重,寒从背起,先寒后热,熇熇暍暍然,热止汗出,难已。"
《灵枢·邪气藏府病形》:"膀胱病者,小腹偏肿而痛,以手按之,即欲小便而不得,肩上热,若脉陷,及足小指外廉及胫踝后皆热,若脉陷,取委中央。"

3·3·2　足太阳络脉

《灵枢·经脉》:足太阳之别,名曰飞阳。去踝七寸,别走少阴。(图 3-6)

实则鼽窒[1],头背痛;虚则鼽衄。取之所别也。

【注释】

(1) 鼽窒——鼻流清涕,窒塞不通气。

【语译】

足太阳络脉,名飞扬。在外踝上七寸处分出,走向足少阴经脉。

足太阳络脉出现的实证,鼻塞,见鼻流清涕,头痛背痛;虚证,见鼻流清涕,鼻出血。可取足太阳络穴治疗。

3·3·3　足太阳经别

《灵枢·经别》:足太阳之正,别入于腘中,其一道[1]下尻五寸,别入于肛,属于膀胱,散之肾,循膂,当心入散;直者,从膂上入于项,复属于太阳。(图 3-7)

【注释】

(1) 一道——即一条或一支。

【语译】

足太阳经别,在腘窝部从足太阳经脉分出,其中一条在骶骨下五寸处别行进入肛门,向里属于膀胱,散布联络肾脏,沿着脊柱两旁的肌肉,到心脏部进入散布在心脏内;直行的一条,循脊部两旁的肌肉处继续上行,浅出项部,仍归入于足太阳本经。

3·3·4　足太阳经筋

《灵枢·经筋》:足太阳之筋,起于足小指,上结于踝,邪(斜)上结于膝,其下循足外踝,结于踵,上循跟,结于腘;其别者,结于腨[1]外,上腘中内廉,与腘中并,上结于臀,上挟脊上项。其支者别入结于舌本。其直者,结于枕骨,上头下颜,结于鼻。其支者,为目上纲[2],下结于頄。其支者,从腋后外廉,结于肩髃。其支者,入腋下,上出缺盆,上结于完骨。其支者,出缺盆,邪(斜)上出于頄。(图 3-8)

其病:小指(趾)支,跟肿[3]痛,腘挛[4],脊反折[5],项筋急,肩不举,腋支,缺盆中纽痛,不可左右摇。

【注释】

(1) 腨——原作"踹",据《太素》、《甲乙经》改。

(2) 目上纲——纲原作"网",据《甲乙》改。约束目睫主管目之开合的筋称"纲",上眼睑称"目上纲",下眼睑称"目下纲"。

(3) 肿——《太素》、《甲乙经》作"踵"。

(4) 挛——《甲乙经》此下有"急"字。

(5) 脊反折——角弓反张。

【语译】

足太阳经筋,起始于足小趾,上结于外踝,斜上结于膝部,下方沿足外侧结于足跟,向

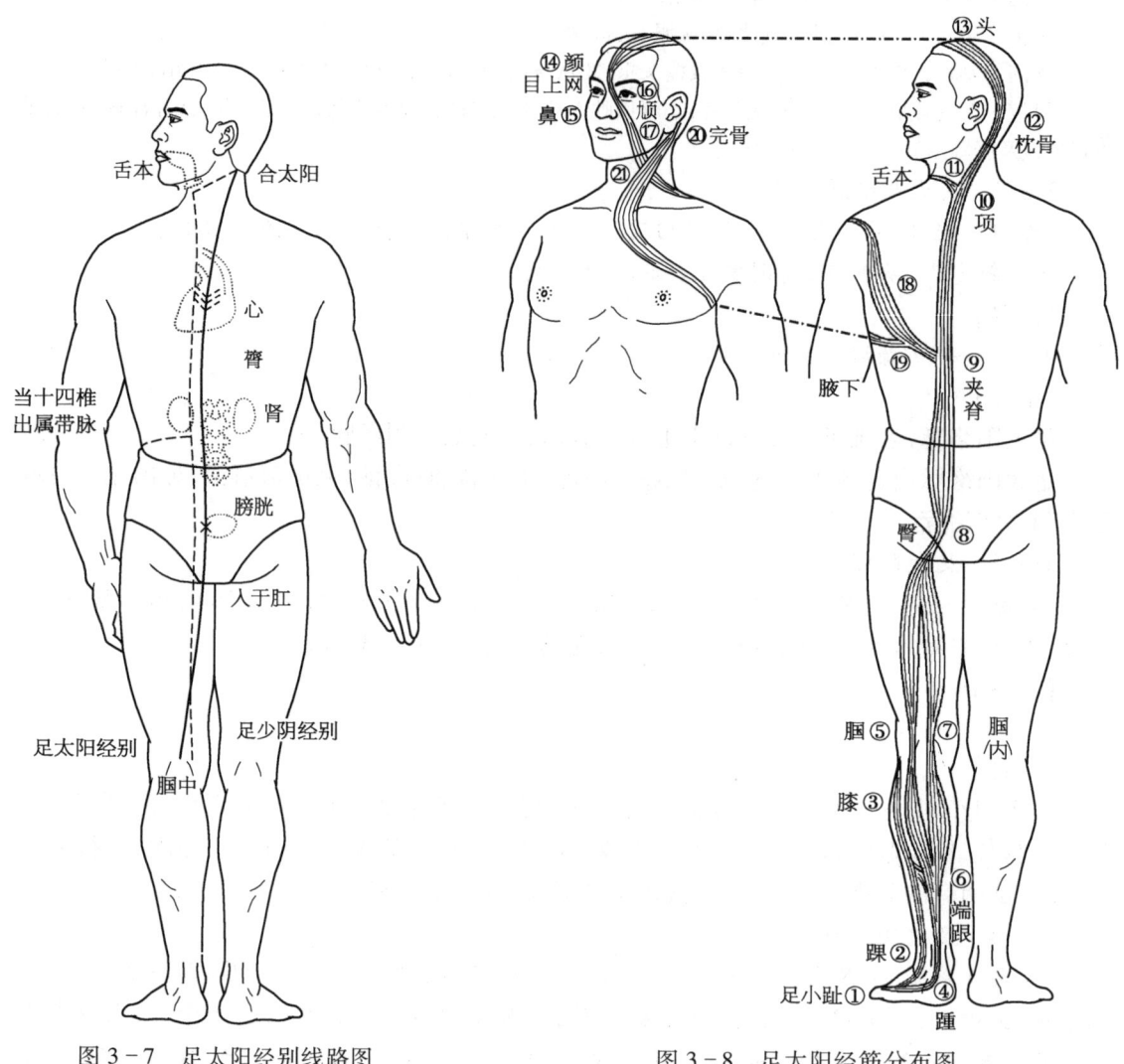

图 3-7 足太阳经别线路图　　　图 3-8 足太阳经筋分布图

上沿跟腱结于腘部;其分支结于小腿肚(腨外)上向腘内侧,与腘部一支并行上结于臀部;向上夹脊旁,上后项。分支入结于舌根。直行者结于枕骨,上向头项,由头的前方下行到颜面,结于鼻部。分支形成"目上纲",下边结于鼻旁。背部的分支,从腋后外侧结于肩髃部位;一支进入腋下,向上出缺盆,上方结于完骨(耳后乳突);再有分支从缺盆出来,斜上结于鼻旁部。

足太阳经筋发病,可见足小趾支撑不适和足跟部掣引疼痛,腘窝部挛急,脊背反张,项筋拘急,肩不能抬举,腋部支撑不适,缺盆中如纽掣样疼痛,不能左右活动。

3·4 足少阴

足少阴肾经主要分布在下肢内侧后缘及胸腹第一侧线,其络脉、经别与之内外连接,经筋分布其外部。现以经脉为主,分别介绍如下。

3·4·1 足少阴肾经

3·4·1·1 循行

《灵枢·经脉》：肾足少阴之脉：起于小指之下，邪走[1]足心，出于然谷[2]之下，循内踝之后，别入跟中，以上踹内，出腘内廉，上股内后廉，贯脊属肾，络膀胱。

其直者：从肾上贯肝、膈，入肺中，循喉咙，挟舌本。

其支者：从肺出，络心，注胸中。

〔本经穴〕 涌泉（井），然谷（荥），太溪（输、原），大钟（络），水泉（郄），照海，复溜（经），交信，筑宾，阴谷（合），横骨、大赫、气穴、四满、中注、肓俞、商曲、石关、阴都、通谷、幽门、步廊、神封、灵墟、神藏、彧中、俞府。

〔交会穴〕 三阴交（足太阴），长强（督脉），关元、中极（任脉）。

【注释】

(1) 邪走——邪通斜。《素问·刺热篇》、《素问·痹论》王注作"斜趋"。《素问·阴阳离合论》王注两引《灵枢》文并作"斜趣"，与《脉经》、《甲乙经》《太素》、《千金》、《图经》、《圣济总录》相合。"趋""趣"二字并有"向"义。

(2) 然谷——穴在内踝前大骨下，即舟骨粗隆下方。谷，《脉经》、《千金》作"骨"。"然骨"即指舟骨粗隆。

【语译】

足少阴肾经：①从脚小趾下边开始，②斜向脚底心（涌泉），出于舟骨粗隆下（然谷、照海、水泉），沿内踝之后（太溪），分支进入脚跟中（大钟）；③上向小腿内（复溜，交信；会三阴交），出腘窝内侧（筑宾、阴谷），上大腿内后侧，④通过脊柱（会长强）属于肾、络于膀胱（肓俞、中注、四满、气穴、大赫、横骨；会关元、中极）。

它直行的脉：⑤从肾向上（商曲、石关、阴都、通谷、幽门），通过肝、膈，进入肺中（步廊、神封、灵墟、神藏、彧中、俞府），⑥沿着喉咙，夹舌根旁（通廉泉）。

它的支脉：⑦从肺出来，络于心，流注于胸中，接手厥阴心包经。（图 3-9）

【附】《帛书经脉》循行

一本：足少阴脉：出内踝窭中，上贯腨（腨）、入却、出股、入腹，循脊内□廉、出肝、入胅[1]、系舌□。

二本：少阴脉：系于内踝外廉，穿腨，出却〔中〕央，上穿脊，之□廉，系于肾，夹舌。

【注释】

(1) 胅——指腋下胁上的部位。

3·4·1·2 病候

《灵枢·经脉》：是动则病：饥不欲食，面如漆柴[1]，咳唾则有血，喝喝[2]而喘，坐而欲起目䀮䀮[3]如无所见，心如悬若饥状，气不足则善恐，心惕惕如人将捕之，是为骨厥[4]。

是主肾所生病者：口热、舌干、咽肿、上气，嗌干及痛，烦心，心痛，黄疸，肠澼[5]，脊、股内后廉痛，痿、厥[6]，嗜卧，足下热而痛。

【注释】

(1) 漆柴——形容病者面色黄黑无光泽。

(2) 喝喝——为气喘声。《脉经》卷六、《千金》卷十九及《图经》卷一作"喉鸣"。

(3) 䀮䀮——音"荒"，指视物不清。《玉篇·目部》："䀮，目不明。"

(4) 骨厥——肾主骨，指本经脉所过部出现的证候。

(5) 肠澼——澼音"僻"，肠间水也。此处指泄泻病证。

(6) 痿厥——痿，主要指下肢痿弱；厥，指逆冷。

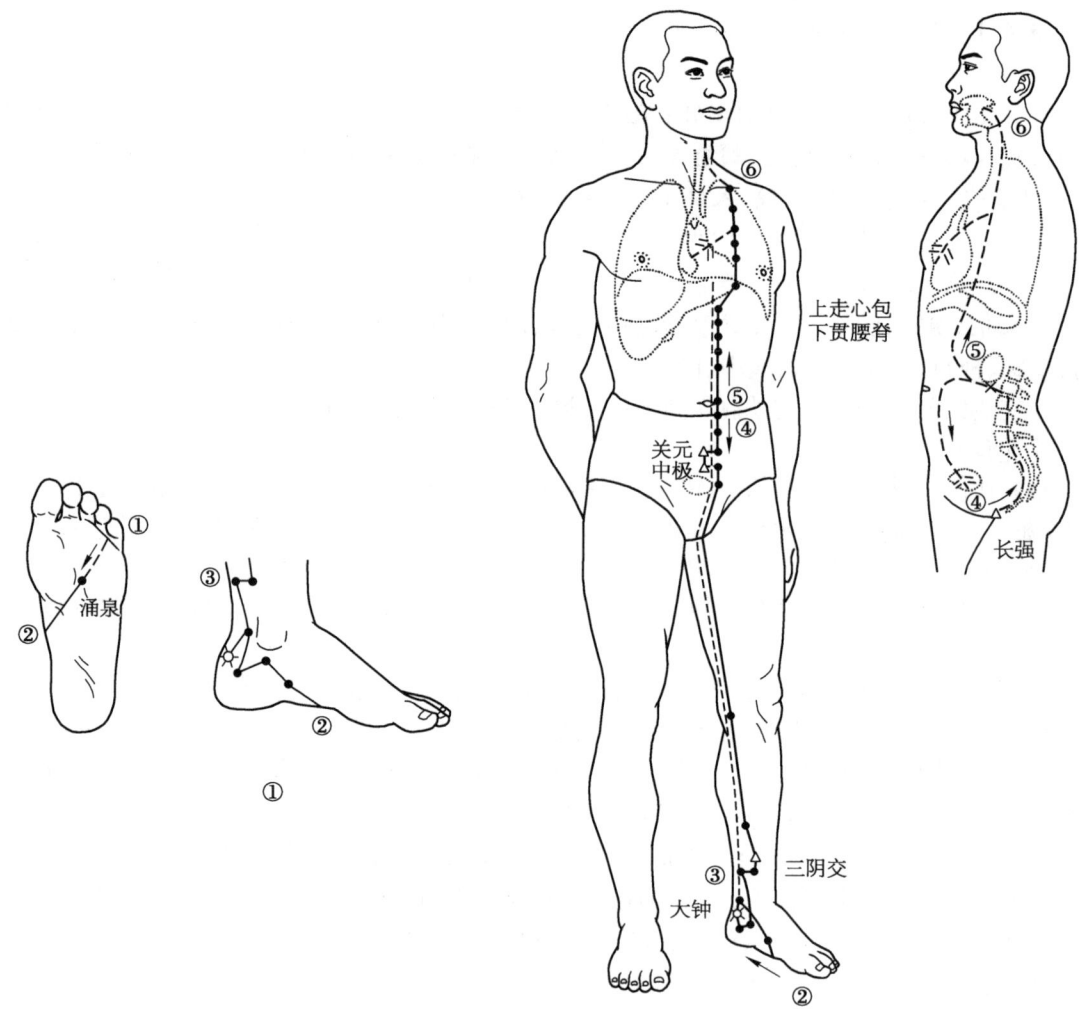

图 3-9 足少阴肾经循行线路图①~②

【语译】

本经有了异常变动就表现为下列病证：饥饿而不想进食，面色黧黑像漆柴（炭），咳嗽痰唾带血，喝喝气急，刚坐下就想起来，两目视物模糊不清、心像悬空而不安，有如饥饿之感；肾气虚的容易发生恐惧、心中怦怦跳动，好像有人要捕捉一样；这还可发生为"骨"方面的深部的气血阻逆，如厥冷、麻木、痠痛等症。

本经所属腧穴就能主治有关"肾"方面所发生的病证：口热、舌干燥、咽部发肿、气上逆、喉咙发干而痛、心内烦扰且痛、黄疸、腹泻、脊柱、大腿内侧后边痛、萎软、厥冷、喜欢躺着，脚心发热而痛。

【附】《帛书经脉》病候

一本：其病：病足热，腨（腨）内痛，股内痛，腹街，脊内廉痛，肝痛，心痛，烦心，咽□□□□舌柝且□尚□□□数渴，牧牧[1]嗜卧以咳。〔诸〕病此物〔者〕，皆灸足少阴〔脉〕。

二本：〔是动则病〕：喝喝如喘，坐而起则目䀮（䀮）如毋见，心如悬，病饥，气〔不足〕，善怒，心惕，恐〔人将捕之〕，不欲食，面黧若炱（灺）[2]色，咳则有血，此为骨蹷（厥）。

是少〔阴〕脈（脉）主〔治〕其〔所产病〕：□□□□□舌柝（坼）[3]，嗌干，上气，噎，嗌中痛，癉，嗜卧，咳,瘖,为十病。

【注释】

(1) 牧牧——即默默。

(2) 面黬若炲——黬,黑色。炲乙本作"炪"。《说文》:"烛烬也。"面黬如黑色,形容面色暗黑如烛灭后的焦炭。《太素》卷八作"面如地色",《甲乙经》卷二作"面黑如炭色",地、炭当即炲字之误。《灵枢·经脉》则作"面如漆柴"。

(3) 坼——音"彻"。燥裂之象。

《内经》条文互参

《素问·厥论》:"少阴之厥:则口干、溺赤、腹满、心痛。"

《素问·厥论》:"少阴厥逆:虚满呕变、下泄清。"

《灵枢·胀论》:"肾胀者:腹满引背,央央然腰髀痛。"

《灵枢·本神》:"肾气虚则厥,实则胀,五藏不安。"

《素问·咳论》:"肾咳之状:咳则腰背相引而痛,甚则咳涎。"

《素问·风论》:"肾风之状:多汗恶风,面庞然浮肿,脊痛不能正立,其色炲,隐曲不利。"

《素问·刺热》:"肾热病者:先腰痛、胻痠、苦渴、数饮、身热,热争则项痛而强,胻寒且痠、足下热,不欲言。其逆则项痛,员员淡淡然。刺足少阴、太阳。"

3·4·2 足少阴络脉

《灵枢·经脉》:足少阴之别,名曰大钟。当踝后绕跟,别走太阳;其别者,并经上走于心包下,外贯腰脊。(图3-9)

其病:气逆则烦闷;实,则闭癃;虚,则腰痛。取之所别也。

【语译】

足少阴络脉,名大钟。在内踝后绕行足跟,走向足太阳经;其支脉与本经相并上行,走到心包下,外行通过腰脊部。

其病证:脉气厥逆,可见心胸烦闷。实证,见二便不通;虚证,见腰痛。可取足少阴络穴治疗。

3·4·3 足少阴经别

《灵枢·经别》:足少阴之正,至腘中,别走太阳而合,上至肾,当十四椎出属带脉;直者系舌本,复出于项,合于太阳。(图3-7)

【语译】

足少阴经别,从本经脉在腘窝部分出后,与足太阳经别相合并行,上至肾脏,在十四椎(第二腰椎)处分出来,归属于带脉,其直行的继续上行,联系于舌根,再出来到项部,仍归入足太阳经别。

3·4·4 足少阴经筋

《灵枢·经筋》:足少阴之筋,起于小指之

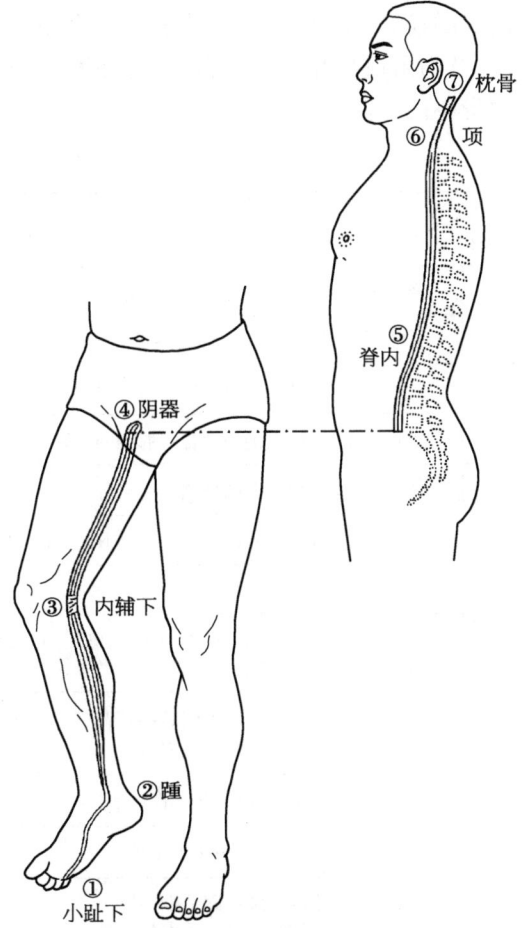

图3-10 足少阴经筋分布图

下,入足心[1],并太阴之经,邪(斜)走内踝之下,结于踵,与足太阳[2]之筋合,而上结于内辅骨之下,并太阴[3]之经而上,循阴股,结于阴器,循脊内挟膂[4],上至项,结于枕骨,与足太阳之筋合。(图3-10)

其病:足下转筋,及所过而结者皆痛及转筋,病在此者,主痫瘛及痉[5],在外者不能俯,在内者不能仰,故阳病者腰反折,不能俯;阴病者,不能仰。

【注释】

(1) 入足心——三字原无,据《甲乙》补。
(2) 足太阳——三字原文为"太阳"二字,据《太素》改。
(3) 太阴——此指足太阴。
(4) 循膂内挟脊——原作"循脊内挟膂",据《甲乙》改。
(5) 痫瘛及痉——痫,音"闲",癫痫;瘛音"赤",同"瘦",瘛疭,抽搐之义;痉,痉挛强直。

【语译】

足少阴经筋,起于足小趾下边,入足心部,同足太阴经筋斜走内踝下方,结于足跟,与足太阳经筋会合;向上结于胫骨内髁下,同足太阴经筋一起向上行,沿大腿内侧,结于阴部,沿膂(脊旁肌肉)里夹脊,上后项结于枕骨,与足太阳经筋会合。

足少阴经筋发病,可见足下转筋,所经过和所结聚的部位,都有疼痛和转筋的证候,病在足少阴经筋,主要有痫证、抽搐和项背反张等证,病在背侧的不能前俯,在胸腹侧的不能后仰,背为阳,腹为阴,阳筋病,项背部筋急,而腰向后反折,身体不能前俯,阴筋病,腹部筋急,而身不能后仰。

表3-1 手足少阴太阳经络循行表

经络	分布	体表部	体内部
手少阴	经脉	小指←上肢内侧后←腋下	起心中,属心系,络小肠。挟咽,系目系;上肺
	络脉	腕上一寸(通里)→手太阳	入心中,系舌本,属目系
	经别	入腋……出于面,合目内眦(太阳)	属于心,上走喉咙
	经筋	小指内侧→锐骨→肘内→入腋	→乳里→胸中→膈→脐
手太阳	经脉	小指→上肢外侧后→肩胛→颈→耳前、内眦	络心,循咽,抵胃,属小肠
	络脉	腕上五寸(支正)→手少阴;→肘→肩髃	
	经别	别肩解,入腋	走心,系小肠
	经筋	小指→腕→肘内→腋下;腋后→完骨、耳中、耳上、颔、外眦	
足太阳	经脉	小趾←下肢外侧后←腰背第一、二侧线←头项第一侧线→目内眦	络脑、络肾、属膀胱
	络脉	踝上七寸(飞扬)足少阴	
	经别	入腘、入肛……出于项	属膀胱、散之肾、当心入散
	经筋	小趾→踵→腨→腘→臀→挟脊→项→舌本枕→鼻、目上 ↘肩髃→完骨	

(续上表)

经络	分布	体 表 部	体 内 部
足少阴	经脉	小趾下→足心→下肢内侧后→胸腹第一侧线……	贯脊、属肾、络膀胱；贯肝、入肺、循喉咙、挟舌本，络心，注胸中
	络脉	内踝后绕跟（大钟）→足太阳	上走心包下，贯腰脊
	经别	腘，合足太阳上行……出于项	至肾……系舌本
	经筋	小趾下→踵→膝内→阴……→枕骨	循膂内，挟脊

表 3-2 手足少阴太阳经络病候表

经络名称	经 脉	络 脉	经 筋
手少阴（主心）	嗌干，心痛，渴而欲饮，目黄，胁痛，臑臂内后廉痛厥，掌中热痛	实：支膈 虚：不能言	当所过者支转筋，筋痛；内急，心承伏梁
手太阳（主液）	嗌痛、颔肿、耳聋、目黄、颊肿，颈颔肩臑肘臂外后廉痛	实：节弛肘废 虚：生疣	当所过者支转筋，腋下、腋后廉痛，绕肩胛引颈而痛，应耳中鸣痛，引颔目瞑良久乃得视
足太阳（主筋）	头痛，目似脱……痔，疟，狂、癫疾，头囟项痛，目黄、泪出，鼽衄，项背腰尻腘腨脚皆痛，小趾不用	实：鼻窒、头背痛 虚：鼽，衄	小趾支，跟痛，腘挛，脊反折，项筋急，肩不举，腋支，缺盆中纽痛
足少阴（主肾）	饥不欲食，面如漆柴，咳唾则有血，喘、目䀮䀮，心如悬善恐。口热，舌干，咽肿，上气，嗌干及痛，烦心，心痛，黄疸，肠澼，脊股内后廉痛，痿厥，足下热而痛	气逆则烦闷 实：闭癃 虚：腰痛	足下转筋及所而结者皆痛及转筋，痫、瘛及痉

小　　结

　　手足少阴与太阳四条经脉的循行表里关系：心少阴心经与手太阳小肠经表里相联系；足太阳膀胱经与足少阴肾经表里相联系。心经起于心中，有支脉上挟咽，系目系；于手小指末端连接小肠经。小肠经上达面颊，进入耳中；另一分支至目内眦连接膀胱经。膀胱经有支脉至耳上角，入腰中，于小趾末端连接于肾经。肾经一条支脉，入于胸中而连接手厥阴心包经。此为气血运行于手足上下的第二回还。

　　各经的病候：心经，主治心、胸、神志等及其外经病变；小肠经，主治后头、耳、肩胛部病以及神志病与外经病；膀胱经，主治较广，后头、背腰、肛门、腿足等部病，以及眼鼻、神志、内脏等病；肾经，主治肾、肺、咽喉、前阴及妇科病变。

　　手少阴、手太阳、足太阳、足少阴的别络，由本经络穴部分出，加强了表里经之间的联系。手少阴络脉走向手太阳经脉，手太阳络脉走向手少阴经脉，二脉在上肢后缘相互联络；足太阳络脉走向足少阴经脉，足少阴络脉走向足太阳络脉，二脉在下肢后侧相互联络。手少阴络脉又入心中，系舌本，属目系；手太阳络脉到肩髃；足少阴络脉上走于心包下，外贯腰脊。

络脉除适应其虚实证候外,还能调治相表里经脉的疾患。手少阴通里,可疗喉痹、遗尿;手太阳支正,可除癫疾惊恐;足太阳飞扬,可治腰腿痛;足少阴大钟,可制狂疟,这与表里经脉气相通有密切关系。

　　经别的表里相合,手少阴与太阳相合,足少阴与太阳相合,构成经别"六合"中的两组。手少阴经别合手太阳于腋,足少阴经别合足太阳于腘。它们别入后有规律的连系内脏和器官,手少阴经别,入渊腋属心,走喉咙出面,合于目内眦;手太阳经别,入腋走心、系小肠;足太阳经别,下尻入肛属膀胱,散之肾,循膂;足少阴经阴经筋可出现内急、心承伏梁;手太阳经筋可出现耳中鸣痛引颔,目瞑良久乃得视;足太阳经筋可出现腋支、缺盆中扭痛,不可左右摇;足少阴经筋可出现痫、瘈及痉,这都与经脉濡养有密切的关系。

复 习 思 考 题

1. 试述手足太阳经脉的体表循行及其交接关系。
2. 试述手足少阴经脉的络属关系及其对有关组织器官的联系。
3. 手足少阴太阳的络脉有何特点?
4. 手足少阴太阳的经别有哪些异同点?
5. 手足少阴太阳的经筋有什么主要作用?

4 手足厥阴与少阳

本章对手厥阴、手少阳、足少阳、足厥阴四经的内容作系统介绍。这四经是气血运行(流注)的第三回环,在四肢部分布在上肢或下肢内侧或外侧的中间,阴经与阳经之间构成表里关系;脏腑之间为心包与三焦、肝与胆相合。

4·1 手厥阴

手厥阴经主要分布在上肢内侧中间,其络脉、经别与之内外连接,经筋分布其外部。现以经脉为主,分别介绍如下。

4·1·1 手厥阴心包经

4·1·1·1 循行

《灵枢·经脉》:心主手厥阴心包络[1]之脉,起于胸中,出属心包络,下膈,历络三焦[2]。

其支者:循胸出胁[3],下腋三寸,上抵腋下,循臑内,行太阴、少阴之间,入肘中,下臂,行两筋之间[4],入掌中,循中指,出其端。

其支者:别掌中,循小指次指[5]出其端。

〔本经穴〕 天池、天泉、曲泽(合)、郄门(郄)、间使(经)、内关(络)、大陵(输、原)、劳宫(荥)、中冲(井)。

【注释】

(1) 心主、心包络——《甲乙经》《铜人》无"心包络"三字。张介宾注:"心包络,包心之膜络也,包络为心之外卫;三焦为藏府之外卫,故为藏府而相络。"

(2) 历络三焦——此指自胸至腹挨次联络上、中、下三焦。

(3) 胁——乳下旁肋部。

(4) 两筋——指桡侧腕屈肌腱和掌长肌腱。

(5) 小指次指——小指侧的次指,即无名指,亦即第四指,下同。

【语译】

手厥阴心包经:① 从胸中开始,浅出属于心包,通过膈肌,经历胸部、上腹和下腹,络于三焦。

它的支干脉:② 沿胸内出胁部,③ 当腋下三寸处(天池)向上到腋下,④ 沿上臂内侧(天泉),于手太阴、手少阴之间,⑤ 进入肘中(曲泽),下向前臂,走两筋(桡侧腕屈肌腱与掌长肌腱之间)(郄门、间使、内关、大陵),⑥ 进入掌中(劳宫),沿中指桡侧出于末端(中冲)。

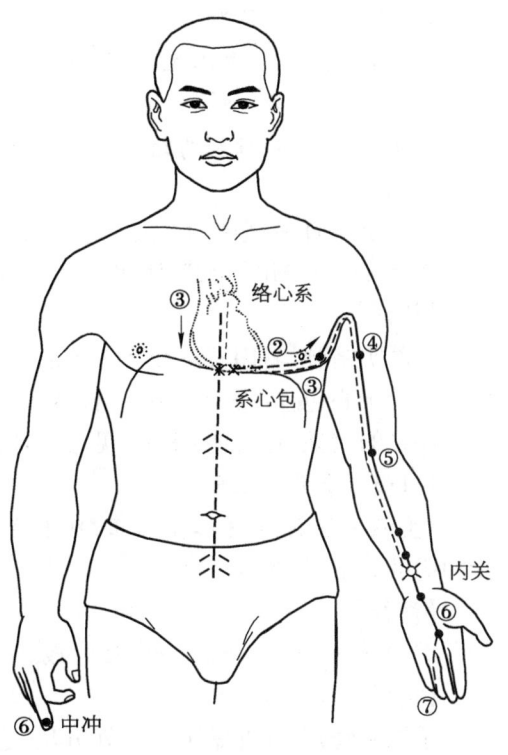

图 4-1 手厥阴心包经循行线路图

它的支脉：⑦ 从掌中分出，沿无名指出于末端，接手少阳三焦经。（图4-1）

4·1·1·2　病候

《灵枢·经脉》：是动则病：手心热，臂、肘挛急，腋肿；甚则胸胁支满⁽¹⁾，心中澹澹⁽²⁾大动，面赤，目黄，喜笑不休。

是主脉所生病者⁽³⁾：烦心，心痛，掌中热。

【注释】

（1）支满——支撑胀满的感觉。

（2）澹澹——音"淡"。形容心悸状。

（3）主脉——诸脉皆属于心，心包络是心的外卫，代心受邪，故主脉所生病。

【语译】

本经有了异常变动就表现为下列的病证：心中热，前臂和肘弯掣强拘急，腋窝部肿胀，甚至胸中满闷，心跳不宁，面赤、眼睛昏黄，喜笑不止。

本经所属腧穴能主治有关"脉"（心主血脉）方面所发生的病证：心胸烦闷，心痛，掌心发热。

《帛书经脉》文参见手太阴条。

《内经》条文互参

《灵枢·邪客》："心者五脏六腑之大主也……诸邪之在于心者，皆在于心之包络，包络者，心主之脉也。"

《灵枢·决气》："壅遏营气，令无所避，是谓脉。"

《灵枢·本神》："心气虚则悲，实则笑不休。"

《素问·厥论》："手心主、少阴厥逆，心痛引喉，身热，死不治。"

4·1·2　手厥阴络脉

《灵枢·经脉》：手心主之别，名曰内关。去腕二寸，出于两筋之间，别走少阳⁽¹⁾，循经以上系于心包，络心系。

心系实则心痛；虚则为烦心⁽²⁾。取之两筋间也。

【注释】

（1）别走少阳——原脱，据《太素》杨注引《明堂经》文补。

（2）烦心——原作"头强"，据《甲乙经》、《千金》改。

【语译】

手厥阴络脉，名内关。在腕关节后二寸处，出于两筋之间，分支走向手少阳经脉，并沿经向上连系于心包，散络于心系。（图4-1）

心系的实证，见心痛；虚证，见心中烦乱。可取手厥阴络穴治疗。

4·1·3　手厥阴经别

《灵枢·经别》：手心主之正，别下渊腋三寸，入胸中，别属三焦，上循⁽¹⁾喉咙，出耳后，合少阳完骨之下。（图4-2）

【注释】

（1）上循——原作"出循"，据《太素》改。

【语译】

手厥阴经别，在渊腋下三寸处分出，进入胸腔内，分别归属上中下三焦，上达喉咙，浅出于耳后方的完骨部，与手少阳经会合。

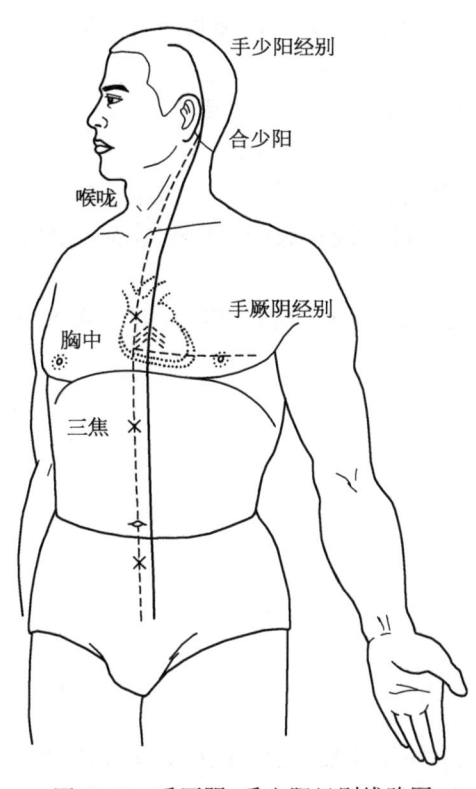

图 4-2 手厥阴、手少阳经别线路图　　　图 4-3 手厥阴经筋分布图

4.1.4 手厥阴经筋

《灵枢·经筋》：手心主之筋，起于中指，与太阴之筋并行，结于肘内廉，上臂阴，结腋下，下散前后挟胁。其支者，入腋，散胸中，结于贲[1]。（图 4-3）

其病：当所过者支转筋[2]，及胸痛息贲。

【注释】

（1）贲——原作"臂"，据《太素》改。

（2）筋——此后原有"前"字。今据《太素》删去。

【语译】

手厥阴经之筋，起始于中指，与手太阴经筋并行，结于肘部内侧，上经上臂的内侧。结于腋下，分支进入腋内，散布于胸中，结于膈部。

手厥阴经筋发病，可见本经筋所循行、结聚的部位支撑不适，制引、转筋，以及胸痛或成息贲病。

4.2 手少阳

手少阳三焦经主要分布在上肢外侧中间，其络脉、经别与之内外连接，经筋分布其外部。现以经脉为主，分别介绍如下。

4.2.1 手少阳三焦经

4.2.1.1 循行

《灵枢·经脉》：三焦手少阳之脉，起于小指次指之端，上出两指之间[1]，循手表腕[2]，出

臂外两骨(3)之间,上贯肘,循臑外(4)上肩,而交出足少阳之后,入缺盆,布膻中(5),散络心包,下膈,遍(6)属三焦。

其支者:从膻中,上出缺盆,上项,系耳后,直上出耳上角,以屈下颊至𬱟。

其支者:从耳后入耳中,出走耳前,过客主人(7),前交颊,至目锐眦。

〔本经穴〕 关冲(井),液门(荥),中渚(输),阳池(原),外关(络),支沟(经),会宗(郄),三阳络,四渎,天井(合),清冷渊,消泺,臑会,肩髎,天髎,天牖,翳风,瘈脉,颅息,角孙,耳门,和髎,丝竹空。

〔交会穴〕 秉风、颧髎、听宫(手太阳),瞳子髎、上关、颔厌、悬厘、肩井(足少阳),大椎(督脉)。

【注释】

(1) 两指之间——指第4、第5掌骨间。
(2) 手表腕——指手背腕关节中。
(3) 臂外两骨——指前臂背(伸)侧,尺骨与桡骨间。
(4) 臑外——上臂后(伸)侧。
(5) 膻中——膻音"坦"。此指胸中。不指穴名。
(6) 遍——原作"偏"。或误作"循"。
(7) 客主人——即上关穴之异名。

【语译】

手少阳三焦经:① 起于无名指末端(关冲),上行小指与无名指之间(液门),② 沿着手背(中渚、阳池),出于前臂伸侧两骨(尺骨、桡骨)之间(外关、支沟、会宗、三阳络、四渎),③ 向上通过肘尖(天井),沿上臂外侧(清冷渊、消泺),向上通过肩部(臑会、肩髎),④ 交出足少阳经的后面(天髎;会秉风、肩井、大椎),⑤ 进入缺盆(锁骨上窝),分布于膻中(纵隔中),散络于心包,⑥ 通过膈肌,广泛遍属于上、中、下三焦。

它的支脉:⑦ 从膻中上行,出锁骨上窝,⑧ 上向后项,连系耳后(天牖、翳风、瘈脉、颅息),⑨ 直上出耳上方(角孙;会颔厌、悬厘、上关),弯下向面颊,至眼下(颧髎)。

它的支脉:⑩ 从耳后进入耳中,出走耳前(和髎、耳门;会听会),经过上关前,交面颊,到外眼角(丝竹空;会瞳子髎)接足少阳胆经。

⑪ 此外,三焦与足太阳膀胱经的委阳脉气相通。(图4-4)

【附】《帛书经脉》循行

一本:臂少阳脉:出中指,循臂上骨上廉,奏(凑)耳。

二本:耳脉:起于手背,出臂外两骨之间,〔上骨〕下廉,出〔肘中〕,入耳中。

4·2·1·2 病候

《灵枢·经脉》:是动则病:耳聋,浑浑焞焞(1),嗌肿,喉痹。

是主气所生病者(2):汗出,目锐眦痛,颊肿,耳后、肩、臑、肘、臂外皆痛,小指次指不用。

【注释】

(1) 浑浑焞焞——形容听觉模糊不清,耳内出现烘烘的响声。
(2) 主气——三焦能通调水道,水病多由于气化失常,故主气所生病。张介宾《类经》注:"三焦为水渎之府,水病必由于气也。"

【语译】

本经有了异常变动就表现为下列的病证:耳聋,耳鸣,咽峡肿,喉咙痛。

4. 手足厥阴与少阳

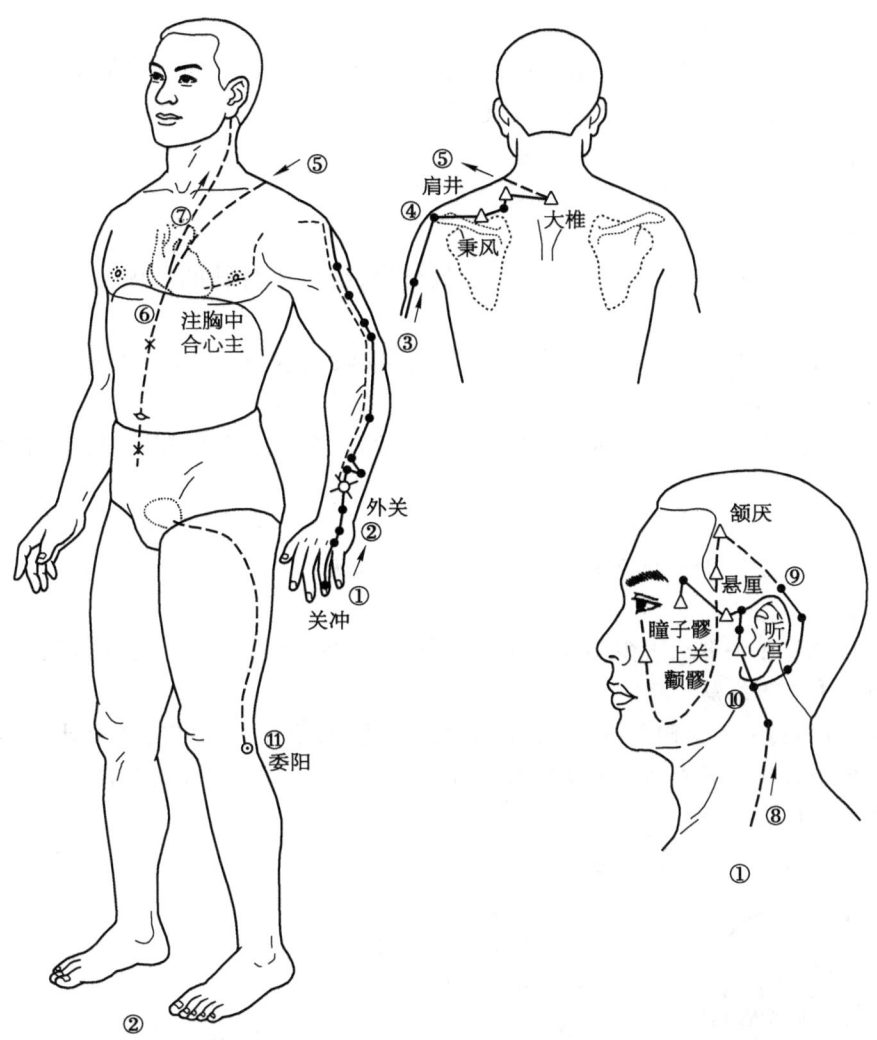

图 4-4　手少阳三焦经循行线路图①②

本经所属腧穴能治有关"气"方面所发生的病证：自汗出，目外眦痛，面颊肿，耳后，肩部、上臂、肘弯、前臂外侧均可发生病痛，小指侧的次指（无名指）运用欠灵活。

【附】《帛书经脉》病候

一本：其病，〔病〕产（生）聋，□痛。诸病此物者，皆灸臂少阳之脉。

二本：是动则病：耳聋，浑浑脖脖[1]，嗌肿。

是耳脉主治其所产病：目外眦痛，颊〔痛〕，耳聋，为三病。

【注释】

（1）浑浑脖脖——乙本作"辉辉谆谆"，《灵枢·经脉》作"浑浑焞焞"，《太素》卷八作"浑浑淳淳"。杨上善注："耳聋声也。"形容耳鸣声。

《内经》条文互参

《灵枢·决气》："上焦开发，宣五谷味，熏肤，充身，泽毛，若雾露之溉，是谓气。"

《素问·厥论》："手阳明、少阳厥逆，发喉痹，嗌肿，痉。治主病者。"

《灵枢·邪气藏府病形》："三焦病者，腹气满，小腹尤坚，不得小便，窘急，溢则水留，即为胀。候在足太阳之外大络，大络在太阳、少阳之间，亦见于脉，取委阳。"

4·2·2 手少阳络脉

《灵枢·经脉》：手少阳之别，名曰外关。去腕二寸，外绕臂，注胸中，合心包。（图4-4）实，则肘挛[1]；虚，则不收。取之所别也。

【注释】

(1) 肘挛——肘部引掣拘挛。

【语译】

手少阳络脉，名外关。在腕关节后二寸处分出，绕行于臂膊的外侧，进入胸中，会合于心包。

出现的实证，见肘关节拘挛；虚证，见肘关节不能收屈运动。可取手少阳络穴治疗。

4·2·3 手少阳经别

《灵枢·经别》：手少阳之正，指天[1]，别于巅，入缺盆，下走三焦，散于胸中也。（图4-2）

【注释】

(1) 指天——手少阳经别，起于巅顶，其部位在上，故称指天。

【语译】

手少阳经别，在头部从手少阳经分出，向下进入缺盆，经过上中下三焦，散布于胸中。

4·2·4 手少阳经筋

《灵枢·经筋》：手少阳之筋，起于小指次指之端，结于腕；上循臂，结于肘；上绕臑外廉，上肩走颈，合手太阳。其支者，当曲颊入系舌本；其支者上曲牙[1]，循耳前，属目外眦，上乘颔[2]，结于角。（图4-5）

其病：所过者[3]支转筋，舌卷。

【注释】

(1) 曲牙——颊车上部。

(2) 颔——此处指颞前部。

(3) 所过者——者后原有"即"字，据《太素》删去。

【语译】

手少阳经筋，起始于第四手指端，结于腕背，走向前臂外侧，结于肘尖部，向上绕行于上臂外侧，上循肩部，走到颈部会合手太阳经筋。其分支当下颌角部进入，联系于舌根；一支上下颌处沿耳前，属目外眦，上达颞部，结于额角。

手少阳经筋发病，可见本经筋循行部位支撑不适，转筋掣引，以及舌卷。

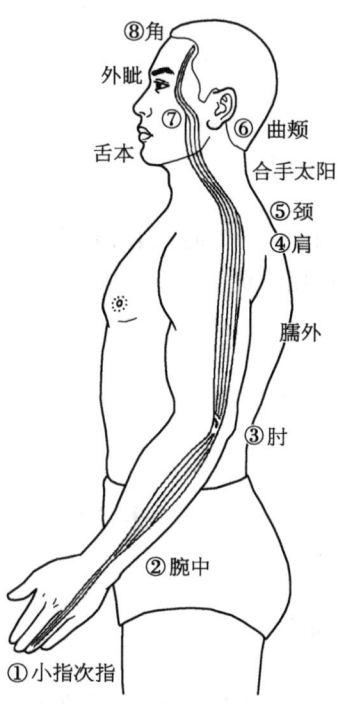

图4-5 手少阳经筋分布图

4·3 足少阳

足少阳胆经主要分布在下肢的外侧中间，其络脉、经别与之内外连接，经筋分布其外部。现以经脉为主，分别介绍如下。

4·3·1 足少阳胆经

4·3·1·1 循行

《灵枢·经脉》：胆足少阳之脉，起于目锐眦，上抵头角⁽¹⁾,下耳后,循颈,行手少阳之前,至肩上,却交出手少阳之后,入缺盆。

其支者：从耳后入耳中,出走耳前,至目锐眦后。

其支者：别锐眦,下大迎,合于手少阳,抵于𩑒,下加颊车⁽²⁾,下颈,合缺盆——以下胸中,贯膈,络肝、属胆,循胁里,出气街,绕毛际⁽³⁾,横入髀厌中⁽⁴⁾。

其直者：从缺盆下腋,循胸,过季胁,下合髀厌中——以下循髀阳⁽⁵⁾,出膝外廉,下外辅骨之前⁽⁶⁾,直下抵绝骨之端⁽⁷⁾,下出外踝之前,循足跗上,入小指次指之间。

其支者：别跗上,入大指之间,循大指歧骨内⁽⁸⁾,出其端,还贯爪甲、出三毛⁽⁹⁾。

〔本经穴〕 瞳子髎、听会、上关、颔厌、悬颅、悬厘、曲鬓、率谷、天冲、浮白、窍阴、完骨、本神、阳白、临泣、目窗、正营、承灵、脑空、风池、肩井、渊腋、辄筋、日月（胆募）、京门、带脉、五枢、维道、居髎、环跳、风市、中渎、阳关、阳陵泉（合）、阳交、外丘（郄）、光明（络）、阳辅（经）、悬钟、丘墟（原）、临泣（输）、地五会、侠溪（荥）、窍阴（井）。

〔交会穴〕 头维、下关（足阳明），翳风、角孙、和髎（手少阳），听宫、秉风（手太阳），大椎（督脉），章门（足厥阴），上髎、下髎（足太阳），天池（手厥阴）。

【注释】

(1) 头角——《太素》无"头"字,杨上善注："角,谓额角也。"当额结节部。

(2) 下加颊车——指经脉向下覆盖于颊车穴部。

(3) 毛际——指耻骨部阴毛处。滑伯仁《十四经发挥》注："曲骨之分为毛际。"

(4) 髀厌——即髀枢,相当于环跳穴部。滑伯仁注："揵骨之下为髀厌,即髀枢也。"

(5) 髀阳——指大腿的外侧。滑伯仁注说："下循髀外,行太阳、阳明之间。"

(6) 外辅骨——指腓骨。滑伯仁说："骱外为辅骨。"

(7) 绝骨——指腓骨的下段低凹处。滑伯仁说："外踝以上为绝骨。"

(8) 大指歧骨——指第一、二跖骨而言。滑伯仁说："足大趾本节后为歧骨。"

(9) 三毛——指足趾背短毛。滑伯仁说："大指爪甲后为三毛。"张氏《类经》七卷第二注："大指（趾）爪甲后二节间为三毛。"

【语译】

足少阳胆经：① 从外眼角开始（瞳子髎）,上行到额角（颔厌、悬颅、悬厘、曲鬓;会头维、和髎、角孙）,下耳后（率谷、天冲、浮白、头窍阴、完骨、本神、阳白、头临泣、目窗、正营、承灵、脑空、风池）,沿颈旁,行手少阳三焦经之前（经天容）,② 至肩上退后,交出手少阳三焦经之后（会大椎,经肩井,会秉风）,③ 进入缺盆（锁骨上窝）。

它的支脉：④ 从耳后进入耳中（会翳风）,走耳前（听会、上关;会听宫、下关）,至外眼角后;另一支脉：⑤ 从外眼角分出,下向大迎,会合手少阳三焦经至眼下;⑥ 下边盖过颊车（下颌角）,下行颈部,⑦ 会合于缺盆（锁骨上窝）。由此下向胸中,通过膈肌,络于肝,属于胆;沿胁里,出于气街（腹股沟动脉处）绕阴部毛际,⑧ 横向进入髋关节部。

它的主干（直行脉）：⑨ 从缺盆（锁骨上窝）下向腋下（渊腋、辄筋;会天池）,⑩ 沿胸侧,过季胁（日月、京门;会章门）,向下会合于髋关节部（带脉、五枢、维道、居髎……环跳）。⑪ 由此向下,沿大腿外侧（风市、中渎）,出膝外侧（膝阳关）,下向腓骨头前（阳陵泉）,直下到腓骨下段（阳交、外丘、光明、阳辅、悬钟）,下出外踝之前（丘墟）,⑫ 沿足背进入第四趾外侧（足临泣、地五会、侠溪、足窍阴）。

它的支脉：⑬ 从足背分出,进入大趾趾缝间,沿第一、二跖骨间,出趾端,回转来通过爪甲,出于趾背毫毛部,接足厥阴肝经。（图4-6）

【附】《帛书经脉》循行

一本：足少阳脉：出于踝前；枝于骨间[(1)]，上贯膝外廉，出于股外廉，出胁；枝之肩薄（膊）；其直者，贯腋，出于项、耳，出膈（枕）[(2)]，出目外眦。

二本：〔少〕阳脉：系于外踝之前廉，上出鱼股之〔外，出〕□上，〔出目前〕。

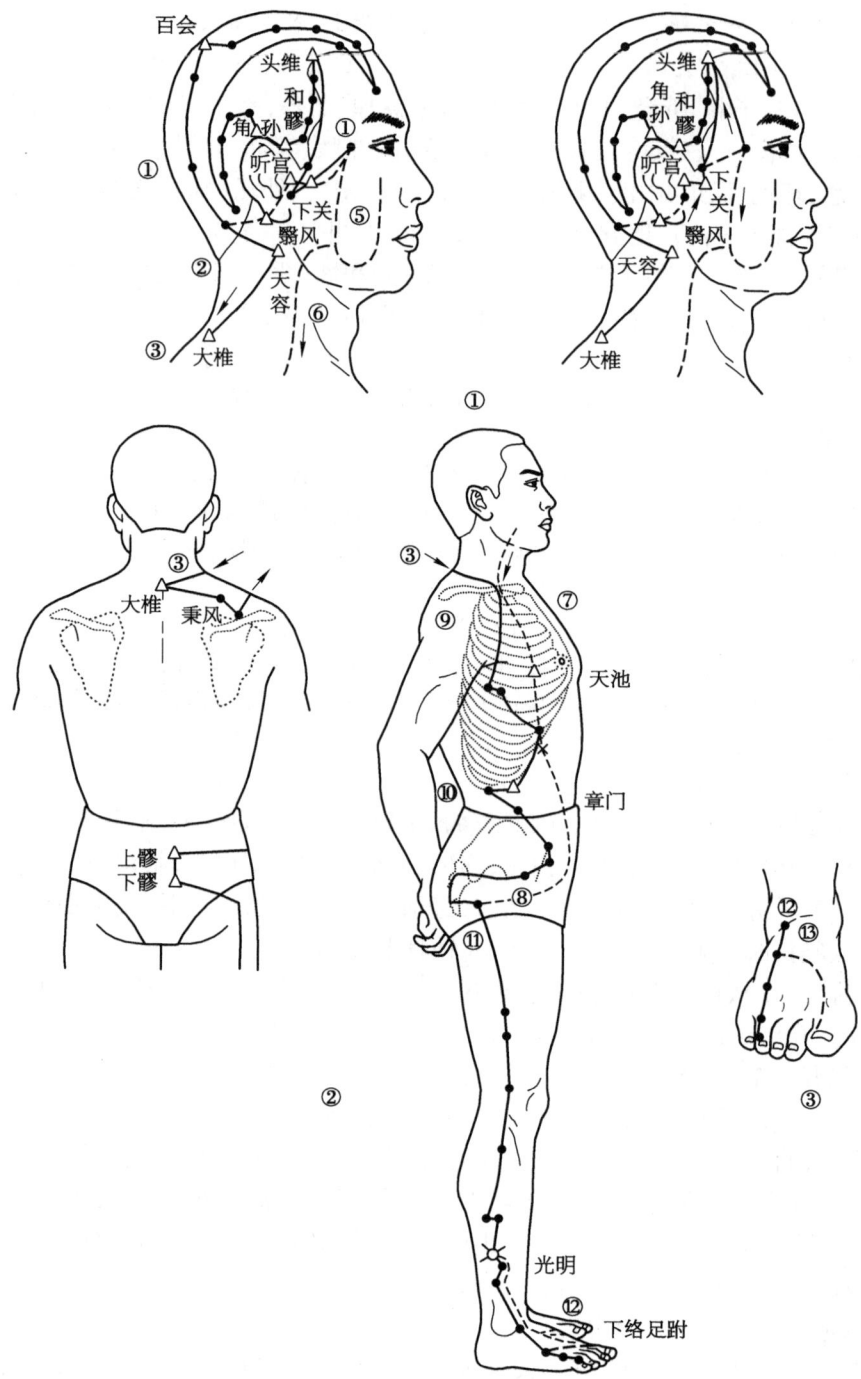

图4-6 足少阳胆经循行线路图①～③

4. 手足厥阴与少阳

【注释】

(1) 枝——意指分支。

(2) 腇——疑为"枕"字。指枕部。

4·3·1·2 病候

《灵枢·经脉》：是动则病：口苦，善太息，心胁痛，不能转侧，甚则面微有尘[1]，体无膏泽[2]，足外反热[3]，是为阳厥[4]。

是主骨所生病者[5]：头痛，颔痛，目锐眦痛，缺盆中肿痛，腋下肿，马刀侠瘿[6]，汗出振寒，疟，胸胁、肋、髀、膝外至胫、绝骨、外踝前，及诸节皆痛，小指次指不用。

【注释】

(1) 面微有尘——形容面色灰暗，好像蒙有尘土一样。

(2) 膏泽——即脂滑润泽之意。

(3) 足外——指下肢外侧，经脉所过部分。

(4) 阳厥——此指足少阳经气阻逆为病。杨上善说："少阳厥也。"

(5) 主骨——张介宾说："胆味苦，苦走骨，故胆主骨所生病。又骨为干，其质刚，胆为中正之官，其气亦刚，胆病则失其刚，故病及于骨，凡惊伤胆者，骨必软，即其明证。"

(6) 马刀侠瘿——此指瘰疬生在颈项或腋下等部位。《灵枢·痈疽》："发于腋下赤坚……其痈坚而不溃者，为马刀挟瘿。"按颈前为"婴"，则"马刀"可生于腋下，而"挟瘿"应在颈侧。

【语译】

本经有了异常变动就表现为下列的病证：嘴里发苦，好叹气，胸胁痛不能转侧，甚则面孔像蒙着微薄的灰尘，身体没有脂润光泽，小腿外侧热，还可发为足少阳部分的气血阻逆，如厥冷、麻木、痠痛等症。

本经所属腧穴能主治有关"骨"方面所发生的病证：如头痛，颔痛，眼睛外眦痛，缺盆（锁骨上窝）中肿痛，腋下肿，如"马刀挟瘿"等症，自汗出，战栗发冷，疟疾；胸部、胁肋、大腿及膝部外侧以至小腿腓骨下段"绝骨"、外踝的前面，以及各骨节都痠痛、小趾侧的次趾（足无名趾）不好运用。

【附】《帛书经脉》病候

一本：其病：病足小指次〔指〕废，胻外廉痛，胻寒，膝外廉痛，股外廉痛，胁痛，□痛，产（生）马[1]，缺盆痛，瘘，聋，腮痛，耳前痛，目外眦痛，胁外肿。诸〔病〕此物者，皆灸少阳脉。

二本：是动则病，〔心与胁痛，不〕可以反稷（侧），甚则无膏[2]，足外反[3]，此为阳〔厥〕。

是少阳〔脉〕主治其所产病：□□□，〔头颈〕痛，胁痛，疟，汗出，节尽痛，髀〔外〕廉〔痛〕，〔□痛〕鱼股[4]痛，〔膝外廉〕痛，振寒，〔足中指〕踝（痺），为十二病。

【注释】

(1) 马——似为"马刀挟瘿"之省词，即瘰疬之类。

(2) 无膏——《灵枢·经脉》作"体无膏泽"，此指全身皮肤失去润泽之意。

(3) 足外反——《灵枢·经脉》作"足外反热"，此指足外侧发热。

(4) 鱼股——此指股部前面的股四头肌，屈膝时状如鱼形，故名"鱼股"。

《内经》条文互参

《灵枢·胀论》："胆胀者：胁下痛胀，口中苦，善太息。"

《素问·热论》："少阳主胆……故胸胁痛而耳聋。"

《素问·厥论》："少阳之厥：暴聋，颊肿而热，胁痛，胻不可以运。"

《素问·厥论》："机关不利，不利者，腰不可以行，项不可以顾……"

《素问·刺疟》:"足少阳之疟:令人解㑊(音懈亦),寒不甚,热不甚,恶见人,见人心惕惕然,热多汗出甚,刺足少阳。"

《灵枢·终始》:"少阳终者:耳聋,百节尽纵……"

《灵枢·邪气藏府病形》:"胆病者:善太息,口苦,呕宿汁,心下憺憺,恐人将捕之,嗌中吤吤然,数唾,在足少阳之本末,亦视其脉之陷下者,灸之;其寒热者,取阳陵泉。"

4·3·2　足少阳络脉

《灵枢·经脉》:足少阳之别,名曰光明。去踝五寸,别走厥阴,下络足跗。(图4-6)

实则厥;虚则痿躄(1),坐不能起。取之所别也。

【注释】

(1) 痿躄——躄音"僻",痿躄,下肢痿软无力,足不能行走。

【语译】

足少阳络脉,名光明。在距离外踝上五寸处分出,走向足厥阴经脉,向下联络足背。

出现的实证,见足部厥冷;虚证,见下肢瘫痪,不能起立。可取足少阳络穴治疗。

4·3·3　足少阳经别

《灵枢·经别》:足少阳之正,绕髀,入毛际,合于厥阴;别者入季胁之间,循胸里属胆,散之肝,上贯心(1),以上挟咽,出颐颌中,散于面,系目系,合少阳于外眦也。(图4-7)

【注释】

(1) 散之肝,上贯心——原作"散之上肝贯心",详文义应改为"散之肝,上贯心"与本篇足太阳条"散之肾"和足阳明条"散之脾,上通于心"句法相合。《灵枢评文》亦作"散之肝","上"字后移与"贯心"连读。据改。

【语译】

足少阳经别,从足少阳胆经分出,绕过大腿前侧进入外阴部,同足厥阴经的经别会合,分支进入浮胁之间,沿着胸腔里,归属于胆,散布到肝脏,上贯心中,挟着食道,浅出于下颌中间,散布在面部,联系眼球后面通入颅腔,当外眦部与足少阳经脉会合。

4·3·4　足少阳经筋

《灵枢·经筋》:足少阳之筋,起于小指(趾)次指(趾),上结外踝,上循胫外廉,结于膝外廉。其支者别起外辅骨,上走髀,前者结于伏兔之上,后者结于尻。其直者上乘(1)季胁,上走腋前廉,系于膺乳,结于缺盆。直者上出腋,贯缺盆,出太阳之前,循耳后,上额角,交巅上下走颔,上结于頄。支者结于目外(2)眦,为外维(3)。(图4-8)

其病:小指(趾)次指(趾)支转筋,引膝外转筋,膝不可屈伸,腘筋急,前引髀,后引尻,即上乘眇季胁痛,上引缺盆、膺乳颈维筋急,从左之右,右目不开(4),上过右角,并蹻脉而行,左络于右,故伤左角,右足不用,命曰维筋相交(5)。

【注释】

(1) 眇——音"秒",侧腹部季胁之下空软处。"乘"字原在"眇"前,据《太素》、《千金》改。

(2) 结于目外——目后原无"外"字,据《太素》、《甲乙经》补。

(3) 外维——指维系目外眦之筋,此筋收缩即可左右盼视。《太素》注:"外维,太阳为目上纲,阳明为目下纲,少阳为目外纲。"《类经》注:"此支者,从颧上斜趋,结于目外眦,而为目之外维,凡人能左右盼视者,正以此筋为之伸缩也。"

(4) 从左之右,右目不开——《太素》经筋注:"此筋本起于足,至项上而交至左右目,故左箱有病,引右箱目不得开,右箱有病,引左箱目不得开也。"

4. 手足厥阴与少阳

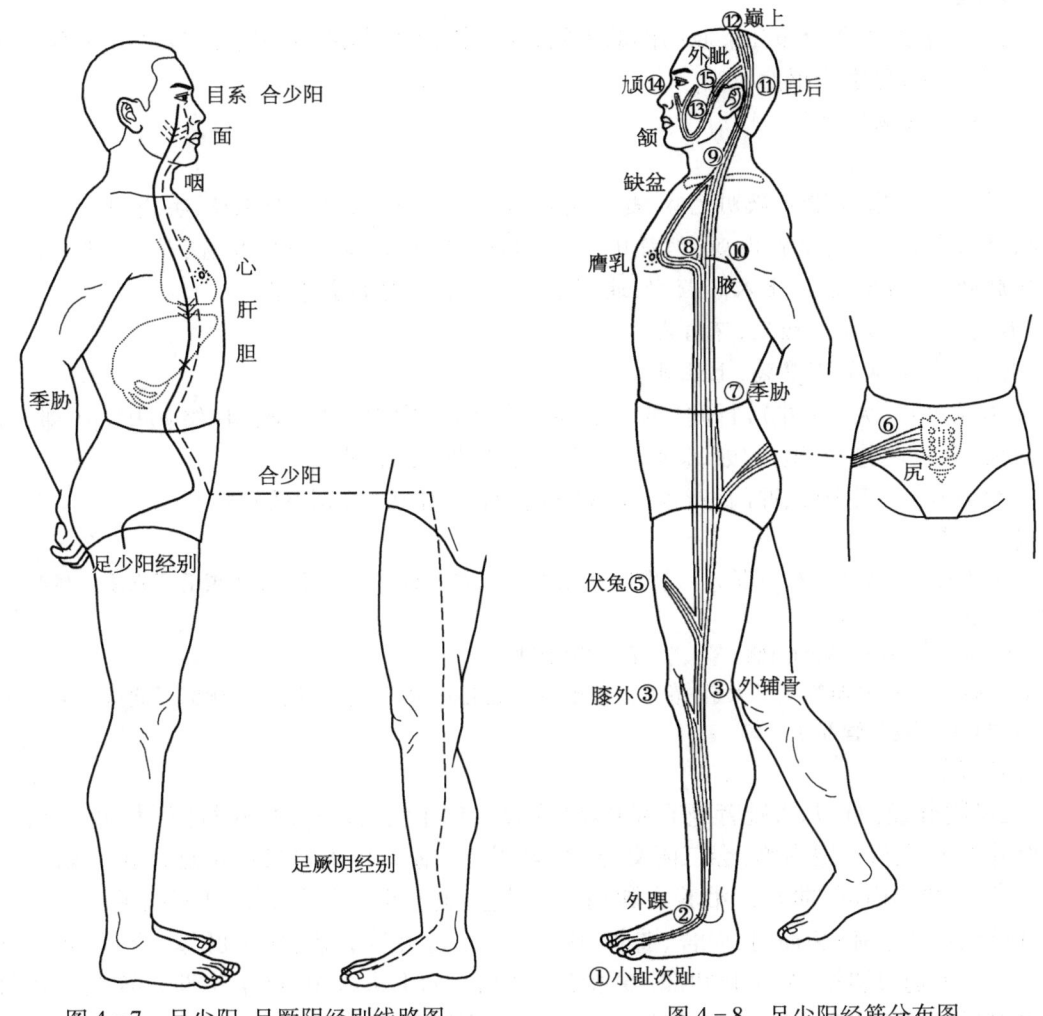

图 4-7　足少阳、足厥阴经别线路图　　图 4-8　足少阳经筋分布图

（5）维筋相交——《太素》经筋注："蹻脉至于目眦，故此筋交巅，左右下于目眦，与之并行也。筋既交于左右，故伤左额角，右足不用；伤右额角，左足不用，以此维筋相交故也。"

【语译】

足少阳经之筋，起于第四趾，上结于外踝，再向上沿胫外侧结于膝外侧。其分支另起于腓骨部，上走大腿外侧，前边结于伏兔（股四头肌部），后边结于骶部。直行的经侧腹季胁，上走腋前方，联系于胸侧和乳部，结于缺盆。直行的上出腋部，通过缺盆，走向太阳经的前方，沿耳后上绕到额角，交会于头顶，向下走向下颌，上方结于鼻旁，分支结于外眦成"外维"。

足少阳经之筋发病，可见足第四趾支撑不适，掣引转筋，并牵连膝外侧转筋，膝部不能随意屈伸，腘部的经筋拘急，前面牵连髀部，后面牵引尻部，向上牵及胁下空软处及胁部作痛，向上牵引缺盆、胸侧、颈部所维系的筋发生拘急。如果从左侧向右侧维络的筋拘急时，则右眼不能张开。因此筋上过右额角与蹻脉并行，阴阳蹻脉在此互相交叉，左右之筋也是交叉的，左侧的维络右侧，所以左侧的额角筋伤，会引起右足不能活动，这叫维筋相交。

4·4 足厥阴

足厥阴肝经主要分布在下肢内侧的中间,其络脉、经别与之内外连接,经筋分布其外部。现以经脉为主,分别介绍如下。

4·4·1 足厥阴肝经

4·4·1·1 循行

《灵枢·经脉》:肝足厥阴之脉,起于大指丛毛⁽¹⁾之际,上循足跗上廉,去内踝一寸,上踝八寸,交出太阴之后,上腘内廉,循股阴⁽²⁾,入毛中,环阴器,抵小腹,挟胃,属肝,络胆,上贯膈,布胁肋,循喉咙之后,上入颃颡⁽³⁾,连目系,上出额,与督脉会于巅。

其支者:从目系下颊里,环唇内。

其支者:复从肝别贯膈,上注肺。

〔本经穴〕 大敦(井),行间(荥),太冲(输、原),中封(经),蠡沟(络),中都(郄),膝关,曲泉(合),阴包,五里,阴廉,急脉,章门(脾募),期门(肝募)。

〔交会穴〕 三阴交、冲门、府舍(足太阴)。曲骨、中极、关元(任脉)。

【注释】

(1) 丛毛——丛,《千金》、《铜人》、《发挥》均作"聚"。滑氏说:"三毛后横纹为聚毛。"张注:"丛毛即上文所谓三毛。"

(2) 股阴——即大腿的内侧。《太素》卷八作"阴股"。

(3) 颃颡——同"吭嗓"。《太素》卷八注:"喉咙上孔名颃颡。"滑伯仁说:"咽颡也。"此指喉头和鼻咽部。喉咙则指下连气管部分。

【语译】

足厥阴肝经:① 从大趾背毫毛部开始(大敦),向上沿着足背内侧(行间、太冲),离内踝一寸(中封),上行小腿内侧(会三阴交;经蠡沟、中都、膝关),离内踝八寸处交出足太阴脾经之后,② 上膝腘内侧(曲泉),沿着大腿内侧(阴包、足五里、阴廉),③ 进入阴毛中,环绕阴部,④ 至小腹(急脉;会冲门、府舍、曲骨、中极、关元),夹胃旁边,属于肝,络于胆(章门、期门);⑤ 向上通过膈肌,分布胁肋部,⑥ 沿气管之后,向上进入颃颡(喉头部),连接目系(眼球后的脉络联系),⑦ 上行出于额部,与督脉交会于头顶。(图4-9)

它的支脉:⑧ 从"目系"下向颊里,环绕唇内。

它的支脉:⑨ 从肝分出,通过膈肌,向上流注于肺(接手太阴肺经)。

【附】《帛书经脉》循行

一本:足厥阴脉,循大指间,以上出胻内廉,上八寸,交泰阴脉,□股内,上入眦间。

二本:足厥阴脉,系于足大指丛〔毛〕之上,乘足〔跗上廉〕,去内踝一寸,上〔踝〕五寸,而〔出大(太)阴之后〕,上出鱼股内廉,触少腹,大眦⁽¹⁾旁。

【注释】

(1) 大眦——内眼角。

4·4·1·2 病候

《灵枢·经脉》:是动则病:腰痛不可以俯仰,丈夫㿉疝⁽¹⁾,妇人少腹肿⁽²⁾,甚则嗌干,面尘脱色⁽³⁾。

是主肝所生病者,胸满。呕逆,飧泄⁽⁴⁾,狐疝⁽⁵⁾,遗溺、闭癃⁽⁶⁾。

【注释】

(1) 㿉疝——㿉与"颓"同,又写作"㿗"。㿉疝,为七疝之一,发病时阴囊肿痛下坠。

4. 手足厥阴与少阳

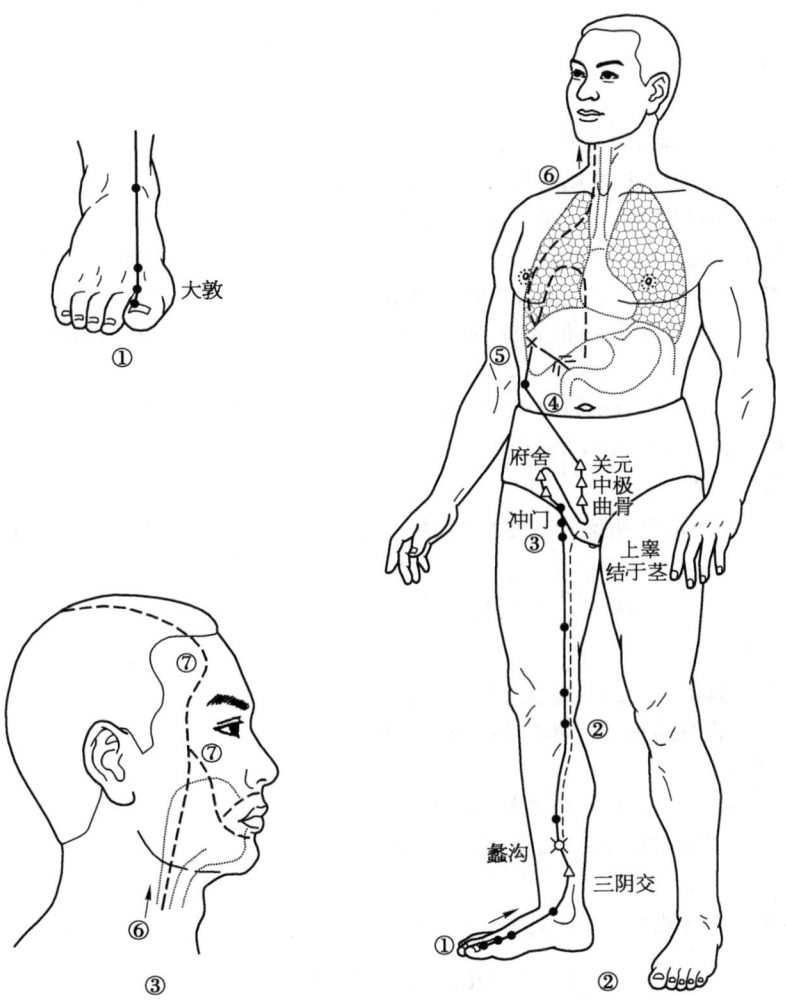

图 4-9　足厥阴肝经循行线路图①~③

（2）少腹肿——下，《太素》有"腰痛"二字。张介宾说："足厥阴气逆则为睾肿卒疝，妇人少腹肿，即疝病也。"

（3）面尘脱色——面垢如尘，神色晦暗。

（4）飧泄——飧音"孙"。大便稀薄，完谷不化叫飧泄。

（5）狐疝——为七疝之一，其证为阴囊疝气时上时下，像狐之出入无常。张子和说："狐疝，其状如瓦，卧则入少腹，行立则出少腹入囊中……此疝出入上下，往来正与狐相类也。"

（6）闭癃——指小便闭涩不利。

【语译】

本经有了异常变动就表现为下列的病证：腰痛得不好前俯后仰，男人可出现小肠疝气，女人可出现小腹部肿胀，严重的则咽喉干，面部像有灰尘，脱了血色。

【附】《帛书经脉》病候

一本： 其病，病胅瘦，多溺，嗜饮，足跗肿，疾痹。诸病此物者，灸厥阴脉。

二本： 是动则〔病，文〕夫殨〔疝，妇人则少腹肿，腰痛〕不可以仰，甚则嗌干，面疵[1]。

是厥阴脉主治〔其〕所产病：热中，〔癃、痹、偏疝〕，□□。

【注释】

（1）疵——面疵，即面有微尘的意思。

《内经》条文互参

《灵枢·胀论》："肝胀者，胁下满而痛引小腹。"

《素问·咳论》："肝咳之状，咳则两胁下痛，甚则不可以转，转则两胠下满。"

《素问·风论》："肝风之状，多汗恶风，善悲，色微苍，嗌干，善怒，时憎女子。"

《灵枢·邪气藏府病形》："肝脉……缓甚为善呕……滑甚为癃疝；微滑为遗溺……"

《灵枢·本藏》："肾下则腰尻痛，不可以俯仰，为狐疝。"

《素问·刺热》："肝热病者，小便先黄，腹痛，多卧，身热，热争则狂言及惊，胁满痛，手足躁，不得安卧……刺足厥阴、少阳。其逆则头痛员员，脉冲头也。"

《灵枢·五邪》："邪在肝，则两胁中痛，寒中，恶血在内，行善掣节，时脚肿，取之行间以引胁下，补三里以温胃中，取血脉以散恶血，取耳间青脉以去其掣。"

4·4·2 足厥阴络脉

《灵枢·经脉》：足厥阴之别，名曰蠡沟。去内踝⁽¹⁾五寸，别走少阳；其别者，循经⁽²⁾上睾，结于茎⁽³⁾。（图4-9）

其病：气逆则睾肿⁽⁴⁾卒疝。实则挺长⁽⁵⁾；虚则暴痒。取之所别也。

【注释】

（1）去内踝——踝下《甲乙经》、《脉经》均有"上"字。
（2）循经——原作"循胫"，据《甲乙经》、《脉经》改。
（3）茎——指阴茎。
（4）睾肿——《素问·缪刺》王注："睾，阴丸也。"
（5）长——《甲乙经》、《脉经》、《太素》此下有"热"字。

【语译】

足厥阴络脉，名蠡沟。在离内踝上五寸处分出，走向足少阳经脉；其分支经过胫骨部，上行到睾丸部，结在阴茎处。

其病证：气厥逆则睾丸肿胀，突发疝气。实证，见阳强不倒；虚证，见阴部暴痒。取足厥阴络穴治疗。

4·4·3 足厥阴经别

《灵枢·经别》：足厥阴之正，别跗上，上至毛际，合于少阳，与别俱行。（图4-7）

【语译】

足厥阴经别，从足背上足厥阴经分出，向上到达外阴部，和足少阳经别会合并行。

4·4·4 足厥阴经筋

《灵枢·经筋》：足厥阴之筋，起于大指（趾）之上，上⁽¹⁾结于内踝之前，上循胫，结内辅骨之下，上循阴股，结于阴器，络诸筋⁽²⁾（图4-10）

其病：足大指支，内踝之前痛，内辅痛，阴股痛，转筋，阴器不用，伤于内则不起，伤于寒则阴缩入，伤于热则纵挺不收。

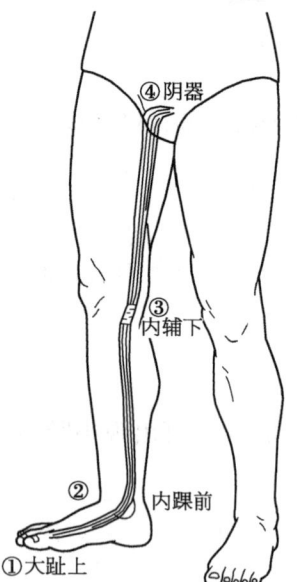

图4-10 足厥阴经筋分布图

【注释】

(1) 上——《甲乙经》无。
(2) 筋——《甲乙经》作经。

【语译】

足厥阴经之筋,起始于足大趾的上边,向上结于内踝前方,向上沿胫骨内侧,结于胫骨内髁之下,再向上沿大腿内侧,结于阴器部位而与诸筋相联络。

足厥阴经筋发病,可见足大趾支撑不适,内踝前部疼痛,内辅骨处亦痛,大腿内侧疼痛转筋,前阴不能运用,若房劳过度,耗伤阴精则阴萎不举,伤于寒邪则阴器缩入,伤于热邪则阴器挺长不收。

表4-1 手足厥阴少阳经络循行表

经络	分布	体　表　部	体　内　部
手厥阴	经脉	中　指←上肢内侧中←乳旁 无名指↙	起胸中,属心包络,络三焦
	络脉	腕上二寸(内关)→手少阳	系心包,络心系
	经别	上腋三寸……出耳后合少阳	入胸中,别属三焦,循喉咙
	经筋	中趾→肘内→腋下→挟胁→入腋	散胸中→膈
手少阳	经脉	无名指→上肢外侧中→肩后→颈→耳→眉梢,外眦	络心包,属三焦
	络脉	腕上二寸(外关)→手厥阴	注胸中,合心主
	经别	别入巅入缺盆	下走三焦,散胸中
	经筋	无名指→腕→肘→合手太阳,曲颊→舌本;耳前、外眦→角	
足少阳	经脉	大　趾←下肢外侧中←胁←腰侧←项侧←头 第四趾↙颔←目外眦	络肝,属胆
	络脉	踝上五寸(光明)→足厥阴;络足跗	
	经别	髀,入毛际,入季胁……出颐颔中,散面……目外眦	属胆,散之肝,贯心,挟咽……系目系
	经筋	第四趾→外踝→膝外→尻胁,缺盆→耳后、外眦	
足厥阴	经脉	大趾外→下肢内侧前、中→阴器→胁……上出额,与督脉会于巅	挟胃,属肝,络胆、循喉咙后,入颃颡,连目系,下颊里,环唇内;注肺
	络脉	内踝上五寸(蠡沟)→足少阳;循胫	上睾,结于(阴)茎
	经别	跗上,上至毛际,合足少阳上行	
	经筋	大趾→内踝前→膝内→阴	

表 4-2 手足厥阴少阳经络病候表

经络 名称	经　　脉	络　　脉	经　　筋
手厥阴 （主脉）	胸胁支满,心大动,面赤目黄,喜笑不休,手心热,臂肘挛急,腋肿	实：心痛 虚：烦心	当所过者支、转筋,胸痛,息贲
手少阳 （主气）	耳聋,嗌肿、喉痹,汗出,目锐眦痛,颊痛,耳后肩臑肘臂外皆痛,小指次指不用	实：肘挛 虚：不收	当所过者支、转筋,舌卷
足少阳 （主骨）	口苦,心胁痛,不能转侧,面微有尘,体无膏泽,头角颔痛,目锐眦痛,腋下肿,马刀侠瘿,汗出振寒,疟,胸胁肋髀……诸节皆痛,小趾次趾不用	实：厥 虚：痿躄,坐不能起	支,转筋,腘筋急前引髀,后引尻；季胁痛,上引缺盆膺乳……
足厥阴 （主肝）	腰痛,疝,妇人少腹肿,嗌干,面尘脱色。胸满,呕逆,飧泄,遗溺（或）闭癃	气逆则睾肿、卒疝 实：挺长 虚：暴痒	足大趾支……阴股痛,转筋,阴器不用

小　结

手足厥阴与少阳四条经脉的循行表里关系：手厥阴心包经与手少阳三焦经表里相联系；足少阳胆经与足厥阴肝经表里相联系。心包经循胸下腋，入掌至中指端；一支由掌中至无名指端连接于三焦经。三焦经亦有两条支脉：其一从膻中上入缺盆，绕过耳部至眼下方；另一条从耳部经面颊到目外眦而连接胆经。胆经共三条支脉：一支从耳后经耳中至目外眦；一支从外眦达大迎，合于手少阳；下肢的一支从足跗分出，至大趾连接于肝经。肝经的两条支脉：一从目系向下环绕唇内；一支从肝分出，通贯膈，向上复还肺经。此为气血运行于手足上下的第三回环，即完成了十二经脉的循行。这个循行是终而复始，如环无端的。

各经脉的病候及其主治：心包经腧穴，主治心、胸、胃、神志等病以及外经病变；三焦经腧穴，主治偏头、耳、眼、咽喉、胁肋与热病，以及其外经病变；胆经腧穴，主治除同手少阳经病变外，还治其外经的病变；肝经腧穴，主治生殖、前阴、妇科等疾病。

手厥阴、手少阳、足少阳、足厥阴的别络，由各络穴部分出，加强表里经之间的联系。手厥阴络脉络手少阳经脉，手少阳络脉络手厥阴经脉，两脉在上肢中行相互联络；足少阳络脉络足厥阴经脉，足厥阴络脉络足少阳经脉，两脉在下肢外侧和胫内相互联络。手厥阴络脉系心包，络心系；手少阳络脉注胸中合心主；足少阳络脉络足跗；足厥阴络脉上睾、结于茎。

络脉可调治相表里经脉的疾患，如手厥阴内关，可疏三焦；手少阳外关，可理胸胁；足少阳光明，可除癫疾眼病；足厥阴蠡沟，可治数噫气、嗌中有热。这均表明表里经脉之间的相通关系。

经别的阴阳表里相合，手厥阴经别入胸中，手少阳经别入缺盆而相合；足少阳经别与足厥阴经别入毛际而相合。按阴阳表里相合的规律，构成经别"六合"中两组。它们别入后联系着有关的内脏和器官。手厥阴经别入胸中，别属三焦，出循喉咙；手少阳经别下走三焦，散于胸中；足少阳经别属胆，散之肝，贯心挟咽……系目系；足厥阴经别从毛际合少阳。加强了表里经脉之间及对内脏、器官的联系。

经筋依循经脉,主要布结于体表,阴筋则进入体腔。如手厥阴经筋散胸中,结于贲(膈);足厥阴经筋结于阴器。手足少阳经筋不入体腔,手少阳经筋入系舌本,循耳前,属目外眦;足少阳经筋,循耳后,结于目外眦为外维。

经筋病候主要出现体表和关节的寒急热弛症状,在体腔或器官方面病候有:手厥阴经筋可出现胸痛、息贲;手少阳经筋可出现舌卷;足少阳经筋可出现季胁痛,上引缺盆膺乳;足厥阴经筋,可出现阴器不用。说明经筋受经脉濡养,并可出现各有关的病证。

复 习 思 考 题

1. 试述手足厥阴经的循行(包括有关穴名)及其联系的组织器官。
2. 手足少阳经的主要病候有哪些?它为什么主骨所生病?
3. 手足厥阴少阳的络脉有何特点?
4. 手足厥阴少阳的经别有哪些异同点?
5. 手足厥阴少阳的经筋有什么主要作用?

5 奇经八脉

奇经八脉,是指十二经脉之外的八条经脉,包括督脉、任脉、冲脉、带脉、阴跷脉、阳跷脉、阴维脉、阳维脉。奇是奇异、零余的意思,指这八条经脉的分布和作用有异于十二正经,是十二经之余;又因其无络属脏腑的表里配偶关系,故有人认为"奇"字应读作"奇偶"之"奇"(音箕)。

奇经八脉的内容,最早散见于《内经》各篇,到了《难经》才提出了"奇经八脉"这一总名称,并作集中阐述。《针灸甲乙经》记载其有关穴位,这些都是其主要的文献依据。明代李时珍总结前人经验,撰写《奇经八脉考》一书,对临床运用有重要参考价值。本章即参照以上文献,并将十五络脉中的督脉络、任脉络随同经脉一起介绍。

5.1 督脉

督脉行于身后,为"阳脉之海",其分支和络脉联系很广。现按分布部位、功能和病证分述如下。

5.1.1 分布部位

【原文】

〔1〕《素问·骨空论》:督脉者,起于少腹[1],以下骨中央[2],女子入系廷孔[3]——其孔,溺孔之端也。其络循阴器,合篡间[4],绕篡后,别绕臀至少阴,与巨阳中络者合[5]。少阴上股内后廉,贯脊属肾。与太阳起于目内眦,上额交巅上,入络脑,还出别下项,循肩髆内,侠脊抵腰中[6],入循膂络肾。其男子循茎下至篡,与女子等。其少腹直上者,贯脐中央,上贯心,入喉,上颐,环唇,上系两目之下中央。

〔2〕《难经·二十八难》:督脉者,起于下极之俞[7],并于脊里,上至风府[8],入属于脑[9]。(图5-1)

〔3〕《灵枢·经脉》:督脉之别,名曰长强,挟膂上项,散头上,下当肩胛左右,别走太阳,入贯膂。实则脊强,虚则头重……取之所别也。

〔本经穴〕 长强、腰俞、腰阳关、命门、悬枢、脊中、中枢、筋缩、至阳、灵台、神道、身柱、陶道、大椎、哑门、风府、脑户、强间、后顶、百会、前顶、囟会、上星、神庭、素髎、水沟、兑端、龈交。

〔交会穴〕 会阴(任脉),风门(足太阳)。此外,手太阳小肠经的后溪穴通于督脉。

【注释】

(1) 少腹——指小腹部。
(2) 骨中央——张介宾《类经》注:"横骨下近外之中央也。"意即小骨盆之中央。
(3) 廷孔——指阴户;溺孔,指尿道口。张志聪注:"溺孔之端,阴内之产门也。"
(4) 篡——《甲乙经》、《太素》作"纂",按以"纂"为是。合篡间,指前后二阴之间的会阴部。
(5) 巨阳——指足太阳。
(6) 侠——与"挟"通。
(7) 下极之俞——指脊柱下端的长强穴。

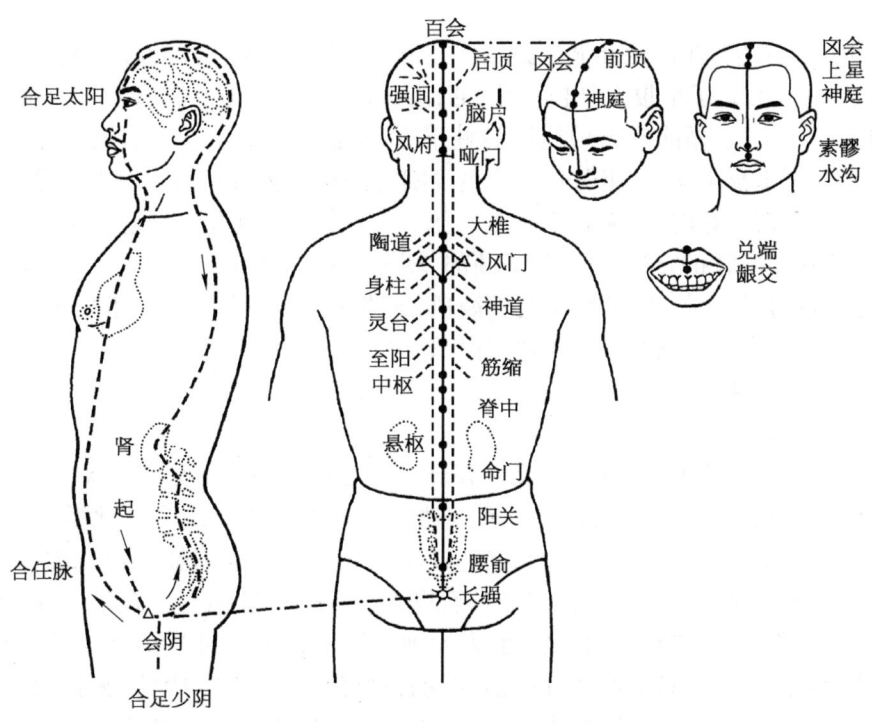

图 5-1 督脉循行线路图

（8）风府——项部督脉穴位。

（9）脑——此下《甲乙经》有"上巅,循额,至鼻柱"七字。

【语译】

〔1〕 督脉的循行,起始于小腹部,当骨盆的中央,在女子,入内联系阴部的"廷孔"——当尿道口外端。由此分出一络脉,分布外阴部,会合于会阴,绕向肛门之后,它的分支别行绕臀部到足少阴,与足太阳经的分支相合。足少阳经从股内后缘上行,贯通脊柱而连属肾脏。督脉又与足太阳经起于目内眦,上行至额,交会于巅顶,入络于脑;又退出下项,循行肩胛内侧,挟脊柱抵达腰中,入循脊里络于肾脏。在男子,则循阴茎,下至会阴部,与女子相同。督脉另一支从小腹直上,穿过肚脐中央,向上通过心脏,入于喉咙,上至下颌部环绕唇口,向上联络两目之下的中央。

〔2〕 督脉,起始于躯干最下部的长强穴,沿着脊柱里面,上行到风府穴,进入脑部,上至巅顶,沿额下行到鼻柱。

〔3〕 督脉别络,名长强,挟脊旁上项,散布头上;下当肩胛左右,分别走向足太阳经,深入贯膂。实证,见脊强反折;虚证,见头重、震掉。取用其络穴。

【附】《奇经八脉考》

其脉起于肾下胞中,至于少腹,乃下行于腰横骨围之中央,系溺孔之端。男子循茎下至篡,女子络阴器,合篡间,具绕篡后屏翳,别绕臀,至少阴与太阳中络者合少阴上股内廉,由会阳贯脊,会于长强穴。在骶骨端与少阴会,并脊里上行,历腰俞、阳关、命门、悬枢、脊中、中枢、筋缩、至阳、灵台、神道、身柱、陶道、大椎,与手足三阳会合,上哑门、会阳维、入系舌本上至风府,会足太阳阳维,同入脑中,循脑户、强间、后顶、上巅,历百会、前顶、囟会、上星、至神庭,为足太阳督脉之会,循额中至鼻柱,经素髎、水沟,会手足阳明至兑端,入龈交,与任脉足阳明交会而终。

〔说明〕 督脉的分布部位和循行路线比较复杂。据《内经》、《难经》所载，除主干外，尚有三条分支。主干：起于小腹内，出于会阴部，沿脊内上行，到项后风府穴进入脑内，联络于脑，再回出上行至头顶，循前额正中线到鼻柱下方，至龈交穴止。分支：第一支，与冲、任二脉同起于胞中，出于会阴部，在尾骶骨端与足少阴肾经在大腿内侧的主干以及足太阳膀胱经的脉相会合，一起贯通脊内，出来属于肾脏。第二支，从小腹内直上贯通脐窝，向上贯心，到达咽喉部与任脉和冲脉相会合，向上到下颌部，环绕口唇，至两目下中央。第三支，与足太阳膀胱经同起于目内眦，上行到前额，交会于巅顶，入络于脑，再别出下项，沿肩胛骨内，脊柱两旁，到达腰中，进入脊柱两侧的肌肉，与肾脏相联络。

5.1.2 功能与病证

5.1.2.1 功能

督脉的"督"字，有总督、督促的含义。督脉循身之背，背为阳，说明督脉对全身阳经脉气有统率、督促的作用。故有"总督诸阳"和"阳脉之海"的说法。因为督脉循行于背部正中线，它的脉气多与手足三阳经相交会，大椎是其集中点。另外，带脉出于第二腰椎，阳维交会于风府、哑门。所以督脉的脉气与各阳经都有联系。又因督脉循行于脊里，入络于脑，与脑和脊髓有密切的联系。《本草纲目》称"脑为元神之府"，经脉的神气活动与脑有密切关系。体腔内的脏腑通过足太阳膀胱经背部的俞穴受督脉经气的支配。因此，脏腑的功能活动均与督脉有关。所以金代医家张洁古认为：督脉"为阳脉之都纲"即是此意。

5.1.2.2 病证

督脉循身之背，入络于脑，如果督脉脉气失调，就会出现"实则脊强，虚则头重"的病证，这都是督脉经络之气受阻、清阳之气不能上升之故。由于督脉总统一身之阳气，络一身之阴气，不仅发生腰脊强痛，而且也能发生"大人癫疾、小儿惊痫"。同时，督脉的别络由小腹上行，如脉气失调，亦发生从少腹气上冲心的冲疝，以及癃闭、痔疾、遗尿、女子不育等证。

据《针灸大全》载八脉八穴，后溪通于督脉，其主治证有手足拘挛、震颤、抽搐、中风不语、痫疾、癫狂、头部疼痛、目赤肿痛流泪、腿膝腰背疼痛、颈项强直、伤寒、咽喉牙齿肿痛、手足麻木、破伤风、盗汗等。

5.2 任脉

任脉行身之后，为"阴脉之海"，与冲脉有紧密联系。现按分布部位、功能与病证分述如下。

5.2.1 分布部位

【原文】

〔1〕《素问·骨空论》：任脉者，起于中极之下[1]，以上毛际，循腹里，上关元[2]，至咽喉[3]，上颐循面入目[4]。（图5-2）

〔2〕《灵枢·五音五味》：冲脉、任脉皆起于胞中，上循背里[5]，为经络之海；其浮而外者，循腹（右）上行，会于咽喉，别而络唇口。

〔3〕《难经·二十八难》：任脉者，起于中极之下，以上毛际，循腹里，上关元，至咽喉。

〔4〕《灵枢·经脉》：任脉之别，名曰尾翳，下鸠尾，散于腹。实则腹皮痛，虚则痒搔，取之所别也。

5. 奇经八脉

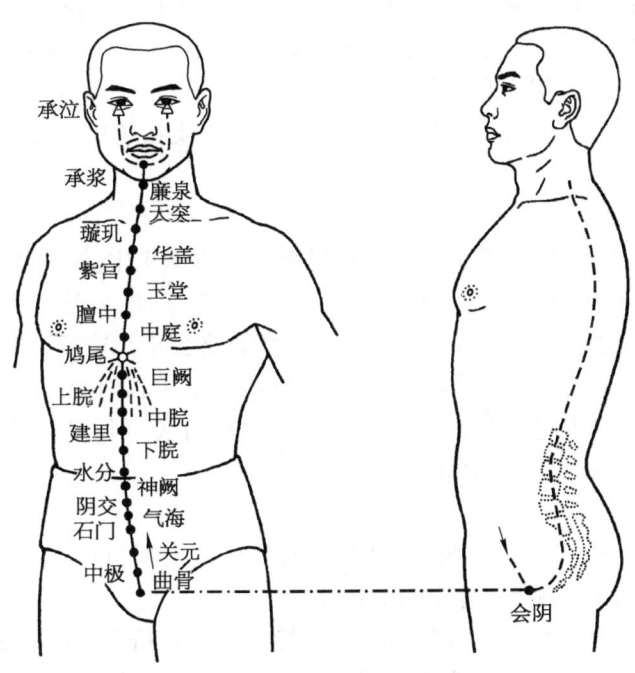

图 5-2 任脉循行线路图

〔本经穴〕 会阴、曲骨、中极、关元、石门、气海、阴交、神阙、水分、下脘、建里、中脘、上脘、巨阙、鸠尾、中庭、膻中、玉堂、紫宫、华盖、璇玑、天突、廉泉、承浆。

〔交会穴〕 承泣(足阳明)，龈交(督脉)。此外，手太阴肺经的列缺穴通于任脉。

【注释】

(1) 中极——穴名，在腹正中线脐下四寸。张介宾《类经》注："中极之下，即胞宫之所。"

(2) 关元——穴名，在腹正中线脐下三寸。

(3) 至咽喉——《甲乙经》作"入喉咙"。

(4) 上颐——指下颌部，承浆穴所在。《难经》无此句。

(5) 背——《甲乙经》作"脊"。

【语译】

〔1〕 任脉起始于中极下的会阴部，向上到阴毛处，沿腹里，上出关元穴，向上到咽喉部，再上行到下颌，口旁，沿面部进入目下。

〔2〕 冲脉和任脉，都起于胞中，它的一支循背脊里面上行，为经络气血之海。其浮行在外的，沿腹上行，会于咽喉，别行的从咽喉上而络于唇口周围。

〔3〕 任脉，起于中极穴的下面，向上经过阴毛处，沿着腹壁深处再上行经过关元穴，到达咽喉部。

〔4〕 任脉别络，名尾翳(鸠尾)，从鸠尾向下，散布于腹部。实证，见腹皮痛；虚证，见瘙痒。取用其络穴。

【附】《奇经八脉考》

起于中极之下，少腹之内，会阴之分，上行而外出，循曲骨、上毛际、至中极，同足厥阴、太阴、少阴并行腹里，循关元，历石门，会足少阳、冲脉于阴交，循神阙、水分，会足太阴于下脘，历建里、会手太阳、少阳、足阳明于中脘、上上脘、巨阙、鸠尾、中庭、膻中、玉堂、紫宫、华盖、璇玑、上喉咙，会阴维于天突、廉泉、上颐、循承浆与手足阳明、督脉会，环唇上至下龈交，复而分行，循面系两目下之中央，至承泣而终。

〔说明〕 任脉的分布部位和循行路线根据《内经》记载有两条：一支起于小腹部中极穴下面，沿胸腹正中线直上至咽喉，再上颐、循面、入目。一支由胞中贯脊，上循背部正中。

5·2·2 功能与病证

5·2·2·1 功能

任脉的"任"字，有担任、妊养的含义。任脉循行于腹部正中，腹为阴，说明任脉对全身阴经脉气有总揽、总任的作用，故有"总任诸阴"和"阴脉之海"的说法。其脉气与手足各阴经相交会。足三阴与任脉交会于中极、关元，阴维与任脉交会于天突、廉泉，又冲脉与任脉交会于阴交。足三阴经脉上交于手三阴经脉，因此任脉联系了所有阴经。

任脉起于胞中，有"主胞胎"的功能，它所经过的石门穴，别名称为"丹田"，为男子贮藏精气、女子维系胞宫之所，又为"生气之原"。

5·2·2·2 病证

任脉循行胸腹正中，于小腹部与足三阴交会，如脉气失调，可发生前阴诸病，如疝气、白带、月经不调、不育、小便不利、遗尿、遗精、阴中痛等。

据《针灸大会》所载八脉八穴，列缺通任脉，其主治证有痔疾、便泄、痢疾、疟疾、咳嗽、吐血、溺血、牙痛、咽肿、小便不利、胸脘腹部疼痛、噎嗝、产后中风、腰痛，死胎不下，脐腹寒冷，膈中寒，乳痛、血疾等。

5·3 冲脉

冲脉行身之中，交会于足少阴，为"十二经脉之海"，与各经均有联系。现按分布部位、功能与病证分述如下。

5·3·1 分布部位

【原文】

〔1〕《灵枢·逆顺肥瘦》：夫冲脉者，五脏六腑之海也，五脏六腑皆禀焉。其上者，出于颃颡[1]，渗诸阳，灌诸精[2]；其下者，注少阴之大络[3]，出于气街，循阴股内廉，入腘中，伏行骭骨内[4]，下至内踝之后属而别。其下者，并于少阴之经，渗三阴；伏行出跗属，下循跗，入大指间。（图5-3）

〔2〕《灵枢·动输》：冲脉者，十二经脉之海也，与少阴之大络起于肾下，出于气街，循阴股内廉，邪入腘中，循胫骨内廉，并少阴之经，下入内踝之后，入足下；其别者，斜入踝，出属跗上[5]，入大指之间，注诸络以温足胫。

〔3〕《难经·二十七难》：冲脉者，起于气冲，并足阳明（《素问·骨空论》作"少阴"）之经，夹脐上行，至胸中而散也。

〔交会穴〕 会阴（任脉），气冲（足阳明），横骨、大赫、气穴、四满、中注（足少阴），阴交（任脉），肓俞、商曲、石关、阴都、通谷、幽门（足少阴）。此外，足太阴脾经的公孙穴通于冲脉。

【注释】

(1) 颃颡——咽喉上部和后鼻道。

(2) 灌诸精——杨上善注："冲脉气渗诸阳，血灌诸精，精者目中五藏之精。"《甲乙经》作"灌诸阴"。

5. 奇经八脉

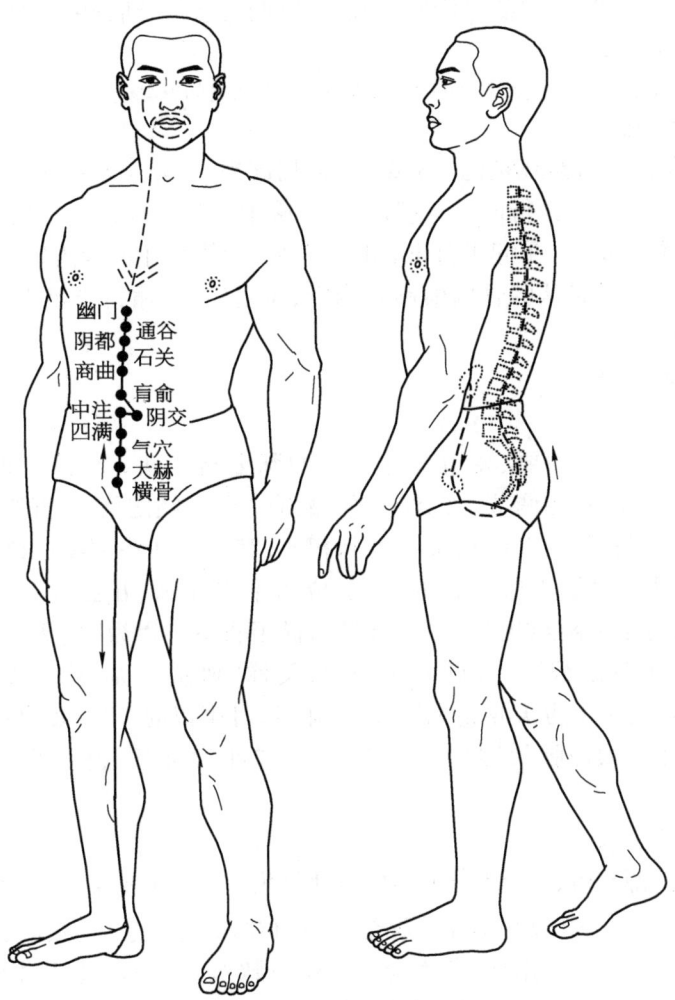

图 5-3 冲脉循行线路图

(3) 少阴之大络——指足少阴肾经的分支。
(4) 骭骨——胫骨。骭、胻、胫，义通。
(5) 跗属——跗属上部。《灵枢·骨度》："跗属以下至地，长三寸。"

【语译】

〔1〕 冲脉是五脏六腑十二经脉之海，五脏六腑都禀受它的气血的濡养。其上行的一支，出于咽喉上部和后鼻道，向诸阳经渗灌精气。向下的一支，注入足少阴肾经的大络，从气冲部分出，沿大腿内侧下行，进入腘窝中，下行于小腿深部胫骨内侧，到足内踝之后的跟骨上缘而分出两支，与足少阴经并行，将精气灌注于足三阴经；向前行的分支，从内踝后的深部跟骨上缘处分出，沿着足背进入大趾间。

〔2〕 冲脉为十二经脉之海，它和足少阴之络同起于肾下，出于足阴明经的气冲部，沿大腿内侧，向下行于腘中，再沿胫骨内侧，与足少阴经一起下行入于足内踝之后，入于足下。另一条支脉，斜入内踝，出而入于胫骨、跗骨相连之处，经足背进入大趾之间，入诸络脉之中，起到温养胫部和足部的作用。

〔3〕 冲脉起于气冲穴,伴随足阳明胃经,挟脐两旁上行,到胸中而分散。

【附】《奇经八脉考》

起于少腹之内胞中,其浮而外者,起于气冲,并足阳明、少阴之间,循腹上行至横骨,挟脐左右各五分,上行历大赫……至胸中而散。

〔说明〕 冲脉的循行路线是比较复杂的,概括起来,可分五条路线:一是从小腹内部再浅出气冲部,与足少阴肾经并行而上,过脐旁抵达胸中而弥漫散布。一是自胸中分散后上行到达鼻之内窍"颃颡"部。一是起于肾下,出于气冲,循阴股内廉,入腘中,经过胫骨内廉,到内踝的后面,入足下。一是从胫骨内廉斜入内踝,至足跗上,循行于足大趾。一是从小腹分出,向内贯脊,行于背部。

5·3·2 功能与病证

5·3·2·1 功能

冲脉的"冲"字,含有冲要、要道的意思。冲脉上至于头,下至于足,贯串全身,为总领诸经气血的要冲。冲脉能调节十二经气血,故有"十二经之海""五脏六腑之海"和"血海"之称。由于冲脉与任脉相并行,又与督脉相通,其脉气在头部灌注诸阳,在下肢渗入三阴,因此容纳来自十二经脉五脏六腑的气血,成为十二经脉、五脏六腑之海。冲脉与足阳明会于气冲穴,又与足少阴经相并而行,与胃和肾相联系。胃为"后天之本""水谷之海";肾为"先天之本""原气之根"。冲脉起于胞中,又称"血室""血海"。妇女月经与冲脉功能有密切联系,《素问·上古天真论》说"太冲脉盛,月事以时下""太冲脉衰少,天癸竭,地道不通"。这里说的"太冲脉",即是指冲脉而言。"冲为血海"说明冲脉与妊产胎育密切相关。

5·3·2·2 病证

冲脉和任、督同源异流,冲脉起于胞中,如脉气失调,则有月经失调、不孕、漏胎、小产等病出现;本经循腹至胸中而散,故有气急、胸腹痛、气上冲心等症。

据《针灸大全》所载八脉八穴,公孙通于冲脉,其主治证有心(胃)痛,胸脘满闷、结胸、反胃、酒食积聚、肠鸣、水气、泄泻、噎嗝症,气急、胁胀、脐腹痛、肠风便血、疟疾、胎衣不下、血崩昏迷等。

5·4 带脉

带脉横行于腰腹,交会于足少阳,主约束诸经脉。现按分布部位、功能与病证分述如下。

5·4·1 分布部位

【原文】

〔1〕《灵枢·经别》:足少阴之正[1],至腘中,别走太阳而合,上至肾,当十四椎,出属带脉。(图5-4)。

〔2〕《难经·二十八难》:带脉者,起于季胁,回身一周。

〔交会穴〕 带脉、五枢、维道(足少阳)。此外,足少阳胆经的足临泣穴通于带脉。

【注释】

(1)足少阴之正——指足少阴经别。

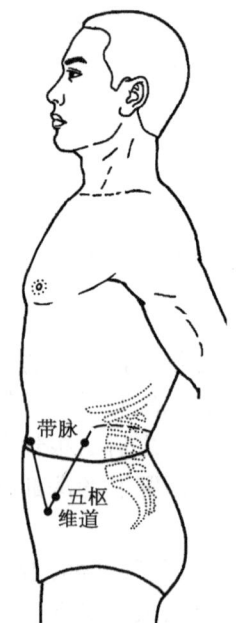

图5-4 带脉循行线路图

【语译】

〔1〕 足少阴经别,向上行至腘中,另走与足太阳经相会合,再向上内行至肾,当十四椎处(两旁肾俞穴)分出,属于带脉。

〔2〕 带脉出自季胁部,交会于足少阳胆经的带脉、五枢、维道穴,围绕腰腹部一周。

【附】《奇经八脉考》

带脉者,起于季胁足厥阴之章门穴,同足少阳循带脉穴,围身一周,如束带然。

〔说明〕 带脉的循行路线较为简单,起于季胁部的下方,横绕腰腹周围,前平脐,后平十四椎。

5.4.2 功能与病证

5.4.2.1 功能

带脉的"带"字,含有腰带的意思。因其横行于腰腹之间,统束全身直行的经脉,状如束带,故称带脉。带脉的主要功能,总的说来是"约束诸经"。它从第二腰椎发生,围腰一周。因此,足部的阴阳经脉都受带脉的约束。由于带脉出自督脉、行于腰腹,腰腹部是冲、任、督三脉脉气所发之处(冲、任、督皆起于胞中),所以带脉与冲、任、督三脉的关系极为密切。

5.4.2.2 病证

《难经·二十九难》说:"带之为病,腹满、腰溶溶若坐水中。"如带脉不和,可见妇女月事不调、赤白带下等症。《素问·痿论》:"阳明虚则宗筋纵,带脉不引,故足痿不用。"说明带脉失调,可发生痿证。在王叔和的《脉经》里,也有"诊得带脉,左右绕脐腹、腰脊痛冲阴股"等症的叙述。

据《针灸大全》所载八脉八穴,临泣(足)通于带脉,其主治证有中风手足不举、肢体麻木拘挛,发热,头风痛,项肿连腮,眼目赤痛,齿痛、咽肿、头旋、耳聋,皮肤风疹瘙痒,筋脉牵引不舒、腿痛、胁肋疼痛等。

5.5 阳蹻 阴蹻

阳蹻、阴蹻脉为足太阳、足少阴支脉,上会于目。其分布部位、功能与病证,分述如下。

5.5.1 分布部位

5.5.1.1 阳蹻脉

【原文】

〔1〕《灵枢·寒热病》:足太阳有通项入于脑者,正属目本[1],名曰眼系[2]……在项中两筋间,入脑乃别阴蹻、阴蹻,阴阳相交……交于目锐(应作"内")眦。(图5-5)

〔2〕《难经·二十八难》:阳蹻脉者,起于跟中,循外踝上行,入风池。

〔交会穴〕 申脉、仆参(足太阳),跗阳(郄;足太阳),居髎(足少阳),臑俞(手太阳),巨骨、肩髃(手阳明),地仓、巨髎、承泣(足阳明),睛明(足太阳),风池(足少阳)。

【注释】

(1) 目本——意指眼的根部。

(2) 眼系——即目系,指眼与脑的连系。参见前注。

【语译】

〔1〕 足太阳经脉有通过项部入于脑内的,正属于眼睛根部名叫目系……在后项正中两筋间入脑,分别为阴蹻、阳蹻二脉,阴蹻、阳蹻相互交会,交会于目内眦。

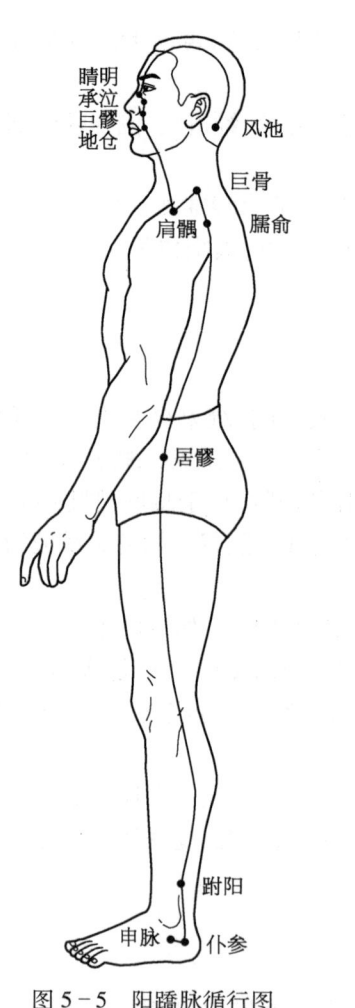
图 5-5　阳跷脉循行图

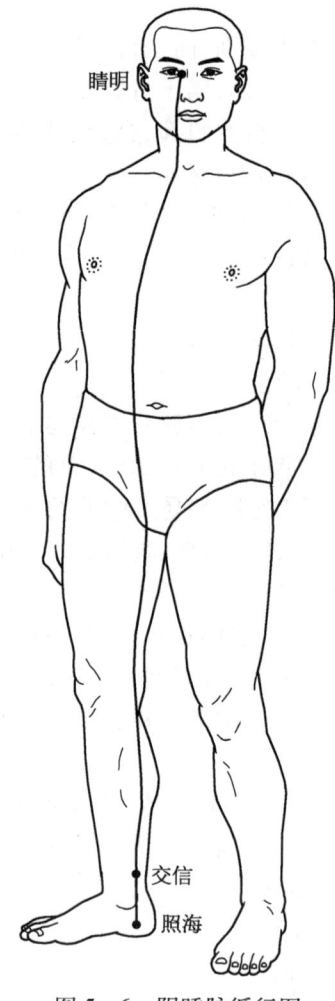
图 5-6　阴跷脉循行图

〔2〕　阳跷脉起于足跟部,沿着足外踝向大腿外侧上行,进入项部的风池穴。

【附】《奇经八脉考》

阳跷者,足太阳之别脉,其脉起于跟中,出于外踝下足太阳申脉穴,当踝后绕跟,以仆参为本,上外踝上三寸,以跗阳为郄,直上循股外廉,循胁后髀,上会手太阳、阳维于臑俞,上行肩膊外廉,会手阳明于巨骨,会手阳明,少阳于肩髃,上人迎,挟口吻,会手足阳明,任脉于地仓,同足阳明上而行巨髎,复会任脉于承泣,至目内眦与手足太阳、足阳明、阴跷五脉会于睛明穴,从睛明上行入发际,下耳后,入风池而终。(按:阳跷交会穴《甲乙》无风池、风府,据《难经》补。)

5·5·1·2　阴跷脉

【原文】

〔1〕《灵枢·脉度》:(阴)跷脉者,少阴之别,起于然骨之后[1],上内踝之上,直上循阴股,入阴,上循胸里,入缺盆上,出人迎之前,入頄[2],属目内眦,合于太阳,阳跷而上行。(图5-6)

〔2〕《难经·二十八难》:阴跷脉者,亦起于跟中,循内踝上行,至咽喉,交贯冲脉。

〔交会穴〕　照海(足少阴),交信(郄;足少阴),睛明(足太阳)。

【注释】

（1）然骨——指足内侧高骨，即舟骨粗隆，下方为然谷穴。

（2）烦——指鼻旁。

【语译】

〔1〕阴蹻脉是足少阴肾经的支脉，起于然谷之后的照海穴，上行于内踝上方，向上沿大腿的内侧，进入前阴部，然后沿着腹部上入胸内，入于缺盆，向上出人迎的前面，到达鼻旁，连属于目内眦，与足太阳经、阳蹻脉会合而上行。

〔2〕阴蹻脉也起于足后跟中，沿着足内踝向大腿内侧上行，到达咽喉部，交会贯通于冲脉。

【附】《奇经八脉考》

阴蹻者，足少阴之别脉，其脉起于跟中足少阴然谷穴之后，同足少阴循内踝下照海穴，上内踝之上二寸，以交信为郄，直上循阴股，入阴，上循胸，入缺盆，上出人迎之前，至喉咙，交贯冲脉，入烦内廉，上行属目内眦，与手足太阳、足阳明、阳蹻五脉会于睛明而上行。（按：阴、阳蹻交会穴《甲乙经》原无睛明，据《素问》王注补。）

5·5·2 功能与病证

5·5·2·1 功能

蹻脉的"蹻"字有足跟和蹻捷的含意。因蹻脉从下肢内、外侧上行头面，具有交通一身阴阳之气，调节肢体运动的功用，故能使下肢灵活蹻捷。又由于阴阳蹻脉交会于目内眦，入属于脑，故《灵枢·寒热病》有"阳气盛则瞋目，阴气盛则瞑目"的论述。《灵枢·脉度》还说："男子数其阳，女子数其阴，当数者为经，不当数者为络也。"意指男子多动，以阳蹻为主；女子多静，以阴蹻为主。卫气的运行主要是通过阴阳蹻脉而散布全身。卫气行于阳则阳蹻盛，主目张不欲睡；卫气行于阴则阴蹻盛，主目闭而欲睡。说明蹻脉的功能关系到人的活动与睡眠。

5·5·2·2 病证

《难经·二十九难》："阴蹻为病，阳缓而阴急；阳蹻为病，阴缓而阳急。"就是说阴蹻脉气的失调，会出现肢体外侧的肌肉弛缓而内侧拘急；阳蹻脉气失调，会出现肢体内侧肌肉弛缓而外侧拘急的病证。这说明蹻脉与下肢运动功能有密切关系。

据《针灸大全》所载八脉八穴，申脉通于阳蹻，其主治证有腰背强直、腿肿、恶风、自汗、头痛、雷头风、目赤痛、眉棱骨痛、手足麻痹、拘挛厥逆、吹乳、耳聋、鼻衄、癫痫、骨节疼痛、遍身肿，满头出汗等；照海通于阴蹻，其主治证有咽喉气塞、小便淋沥、膀胱气痛、肠鸣、肠风下血、黄疸、吐泻、反胃、大便艰难、难产昏迷，腹中积块，胸膈嗳气，梅核气等。

5·6 阳维、阴维

阳维联络各阳经，阴维联络各阴经，起"溢蓄"气血作用。其分布部位、功能与病证分述如下。

5·6·1 分布部位

5·6·1·1 阳维脉

【原文】

〔1〕《素问·刺腰痛篇》：阳维之脉，脉与太阳合腨下间，去地一尺所⁽¹⁾。（图5-7）

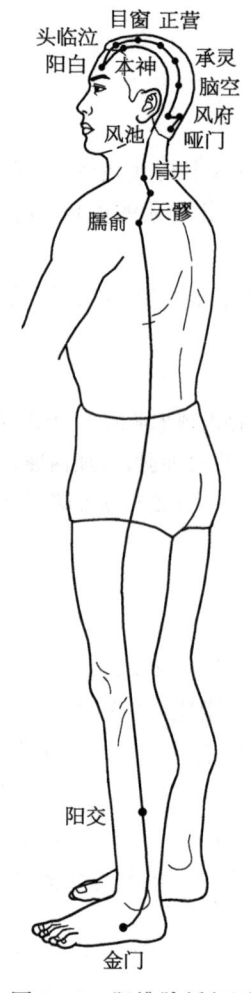

图 5-7 阳维脉循行图

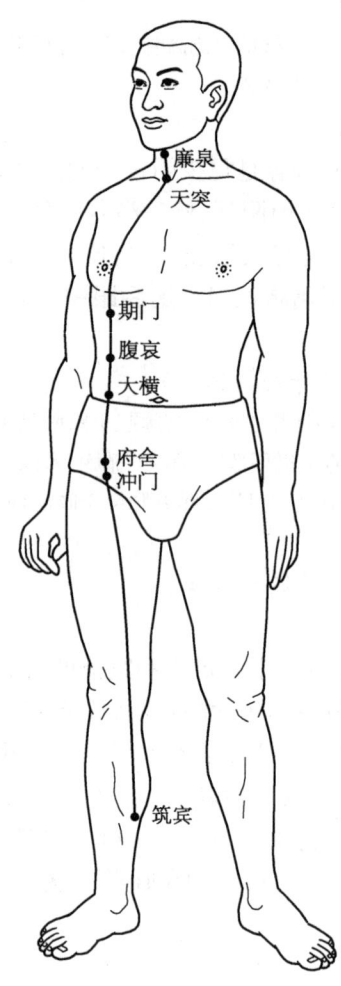

图 5-8 阴维脉循行图

〔2〕《难经·二十八难》：阳维起于诸阳会[2]也。

〔交会穴〕 金门（足太阳）、阳交（郄；足少阳）、臑俞（手太阳）、天髎（手少阳）、肩井（足少阳）、本神、阳白、头临泣、目窗、正营、承灵、脑空、风池（足少阳）、风府、哑门（督脉）。此外，手少阳三焦经的外关穴通于阳维。

【注释】

（1）一尺所——指离地一尺许，当阳交穴所在，为阳维之郄。杨上善《太素》注："阳维诸阳之会，从头下至金门，阳交即是也。"

（2）诸阳会——指阳维所交会的头肩部各穴。参见上注。又张飞畴注："诸阳皆会于头。"

【语译】

〔1〕 阳维脉，与足太阳膀胱经相合，取穴在腿肚下际，距离地面一尺许的部位——即阳交穴。

〔2〕 阳维脉起于与各阳经交会之处。

【附】《奇经八脉考》

阳维起于诸阳之会，其脉发于足太阳金门穴，在足外踝下一寸五分，上外踝七寸，会足少阳于阳交，为阳维之郄,循膝外廉上髀厌抵少腹侧,会足少阳于居髎,循胁肋斜上肘、上会手阳明、手足太阳于臂臑,过肩前,与手少阳会于臑会,天髎,却会手少阳、足阳明于肩井、入肩后,会手太阳、阳蹻于臑俞,上循耳后,会手足少阳于风池,上脑空、承灵、正营、目窗、临泣,下额与手足少阳、阳明五脉会于阳白,循头入耳,上至本神而止。凡二十二穴。

5·6·1·2 阴维脉

【原文】

〔1〕《素问·刺腰痛》：刺飞阳之脉,在内踝上五寸[1],少阴之前,与阴维之会。(图5-8)。

〔2〕《难经·二十八难》：阴维,起于诸阴交[2]也。

〔交会穴〕 筑宾(郄;足少阴)、冲门、府舍、大横、腹哀(足太阴)、期门(足厥阴)、天突、廉泉(任脉)。此外,手厥阴心包经的内关穴通于阴维。

【注释】

(1) 上五寸——此指筑宾穴所在,为阴维之郄。
(2) 诸阴交——指阴维所交会的胸腹部各穴。张飞畴注"诸阴皆交于胸",胸字应作腹。

【语译】

〔1〕 刺飞扬之脉,其部位是在内踝上五寸,足少阴之前,与阴维脉相会处——即筑宾穴。

〔2〕 阴维脉起于与各阴经交会之处。

【附】《奇经八脉考》

阴维起于诸阴之交,其脉发于足少阴筑宾穴,为阴维之郄,在内踝上五寸腨肉分中,上循股内廉,上行入少腹,会足太阴、厥阴、少阴、阳明于府舍,上会足太阴于大横、腹哀,循胁肋会足厥阴于期门,上胸膈挟咽,与任脉会于天突、廉泉,上至顶前而终。凡十四穴。

5·6·2 功能与病证

5·6·2·1 功能

维脉的"维"字,含有维系、维络的意思。《难经·二十八难》："阳维、阴维者,维络于身,溢蓄不能环流灌溉诸经者也。"说明阳维有维系、联络全身阳经的作用;阴维有维系、联络全身阴经的作用。阳维脉维络诸阳经,交会于督脉的风府、哑门;阴维脉维络诸阴经,交会于任脉的天突、廉泉。在正常的情况下,阴阳维脉互相维系,对气血盛衰起调节溢蓄的作用,而不参与环流,如果功能失常则出现有关的病证。

5·6·2·2 病证

阳维脉发病,出现发冷、发热、外感热病等表证,所以《难经·二十九难》说:"阳维为病苦寒热。"阴维脉发病,则出现心痛、胃痛、胸腹痛等里证,所以又说:"阴维为病苦心痛。"张洁古解释说:"卫为阳,主表,阳维受邪为病在表,故苦寒热;营为阴,主里,阴维受邪为病在里,故苦心痛。"《脉经》王叔和说:"诊得阳维脉浮者,暂起目眩,阳盛实者,苦肩息,洒洒如寒。""诊得阴维脉沉大而实者,苦胸中痛,肋下支满,心痛。"以上都说明,阳维脉主表证,阴维脉主里证。《素问·刺腰痛》有"阳维之脉令人腰痛,痛上怫然肿,刺阳维之脉"的记载。

据《针灸大全》所载八脉八穴,外关通于阳维,其主治证有肢节肿疼,膝部有冷感,四肢不遂、头风、背胯内外骨筋疼痛,头项疼痛,眉棱骨痛,手足热、发麻、盗汗、破伤风、脚跟肿、眼目赤痛,伤寒自汗,表热不解等。内关穴通于阴维,其主治证有中满、心胸痞胀、肠鸣泄泻、脱肛、食难下膈、腹中积块坚横、胁肋攻撑疼痛,妇女胁疼心痛,结胸里急、伤寒、疟疾等。

5.7 奇经八脉的综合作用

奇经八脉在经络系统中占有极为重要的位置,它对十二经脉、经别、络脉起广泛的联系作用,并有主导地调节全身气血的盛衰。现就其综合作用说明如下。

5.7.1 沟通、联络作用

奇经八脉多数从十二经脉分出,在其循行分布过程中,与其他各经互相交会,沟通了各经络之间的关系。例如,阳维联络各阳经交会于督脉的风府、哑门;阴维联络各阴经交会于任脉的天突、廉泉。手足三阳经,交会于督脉的大椎;足三阴经,交会于任脉的关元、中极。督脉、任脉、冲脉之间又互相沟通,冲脉还与足少阴、足阳明相联系,称为十二经脉之海;带脉横绕腰腹,联系着纵行于躯干的各条经脉。这些都说明,奇经八脉对十二经和有关脏腑起着各种不同性质的联系作用。

5.7.2 统率、主导作用

奇经八脉将性质作用相类似的经络组合在一起,并起统率和主导作用。督脉为"督领经脉之海""阳脉之海",任脉为"阴脉之海",冲脉为"十二经之海"和"血海",即指这种作用。因督脉是人体诸阳经脉的总汇,同时与肾、脑、肝经有密切联系,故它的功能是督领阳气和真元。任脉具有妊养和总调阴经脉气的功能,因人身以气为阳、血为阴,妇女胎、产、经、带诸病与阴血关系密切,故有"任主胞胎"之说,说明任脉对诸阴经起主导和统率作用。冲脉起于胞中,对十二经脉五脏六腑有密切关系,故又称"十二经脉之海"和"五脏六腑之海"。督脉主一身之阳气,任脉主一身之阴气,对五脏六腑、十二经脉均有重要影响。带脉则有约束躯体各条经脉,调节其经气的功能。阴阳蹻脉主肢体两侧之阴阳,阳蹻主持阳气,阴蹻主持阴气,对分布于下肢内、外侧的阴经和阳经有着统率和协调的作用。阴阳维脉有"维系""维络"人身阴经和阳经的功能,阳维脉主宰一身之表,阴维脉主宰一身之里。奇经八脉主要是通过它对十二经脉的组合而起到统率和主导的作用。

5.7.3 渗灌、调节作用

奇经八脉纵横交错循行于十二经脉之间,当十二经脉和脏腑之气旺盛时,奇经则加以储蓄;当十二经脉生理功能需要时,则奇经又能渗灌和供应,因此奇经起调节和溢蓄正经脉气的作用。《难经·二十九难》曾以湖泊与河流的关系作譬喻:"比于圣人图设沟渠,沟渠满溢,流于深湖,故圣人不能拘通也。而人脉隆盛入于八脉而不环周,故十二经亦不能拘之。"《素问·痿论》说:"冲脉者经脉之海也,主渗灌溪谷。"溪谷,概指肌肉间的穴位,可见冲脉在渗灌全身气血中起重要作用。李时珍《奇经八脉考》还说:"其流溢之气,入于奇经,转相灌溉,内温脏腑,外濡腠理。"均说明奇经有溢蓄调节十二经气血渗灌于周身组织的作用。冲任二脉又能涵蓄肾气,《内经》论述肾气充盛,则"任脉通,太冲脉(即冲脉)盛,月事以时下";"血气盛时充肤热身,血独盛则澹渗皮肤、生毫毛"。冲脉上行则"渗诸阳""灌诸精",下行则"渗三阴"及"诸络",以及阴维脉和阳维脉能"灌溉诸经"等,都说明奇经的渗灌和调节气血的作用。

复 习 思 考 题

1. 奇经八脉的命名意义怎样？与十二经脉的作用关系如何？
2. 督脉的主干和分支怎样？与哪些经脉有联系？起何作用？
3. 任脉、冲脉的循行有何异同？功能怎样？
4. 带脉与哪些经脉有联系？有哪些病证？
5. 阳蹻、阴蹻与哪些经脉有联系？功能怎样？
6. 阳维、阴维与哪些经脉有联系？起何作用？

6 经络的分部关系和运用

经络分布到全身各部,《内经》分析各部的关系时,有根结、标本、气街、四海等理论,对于理解特定要穴有重要意义。六经辨证,是经络在辨证方面的运用;在此基础上又发展为药物归经理论。本章合并加以介绍。

6·1 根结、标本与气街

根结、标本都是分析四肢与头身部的关系,即以四肢部为"根"为"本",头身部为"结"为"标"。这一理论对腧穴分类和分经辨证有指导意义。

6·1·1 根结与根、溜、注、入

《灵枢·根结》篇,论足六经的根、结部位,及手足三阳经的根、溜、注、入部位。所说"根",在四肢末端的井穴;"结"则在头、胸、腹的一定部位。根和结,大体上指经脉从四肢末端到头面胸腹之间的联系,强调以四肢为出发点,这与经脉起止点不完全相同。经脉起止点,在于说明各经之间的气血循环流注;根和结,则是突出各经从四肢上达头、胸、腹的联系特点,以说明对临床辨证和取穴治疗上的指导意义。足六经的根结部位如下:"太阳根于至阴,结于命门——命门者目也;阳明根于厉兑,结于颡大——颡大者钳耳也;少阳根于窍阴,结于窗笼——窗笼者,耳中也。""太阴根于隐白,结于太仓;少阴根于涌泉,结于廉泉;厥阴根于大敦,结于玉英,结于膻中。"列表如下(表6-1)。

表6-1 六经根结表

经别 \ 类别	根	结
太阳	至阴	命门(目)
阳明	厉兑	颡大(钳耳)
少阳	窍阴	窗笼(耳中)
太阴	隐白	太仓(胃)
少阴	涌泉	廉泉
厥阴	大敦	玉英,膻中

结的部位,"命门"指目部,"颡大"指鼻咽部(《甲乙》"颡大"作"颃颡"),"窗笼"指耳部,这三者都在头部;"太仓"指胃,在腹部;"廉泉、玉英者,津液之道也",在喉舌部;"膻中者,心主之宫城也",在胸部。后人因概括称为头、胸、腹"三结"。

六经的根、溜、注、入,"根"即井穴,与前者相同;"溜"指原穴(手太阳原穴应是腕骨);"注"指经穴(足阳明经穴应作解溪,手太阳经穴应作阳谷);上部的"入"穴都在颈部(天容穴后来归属手太阳);下部的"入"穴即络穴。这些穴位可用于泻络,所谓"盛络者皆当取之"。六经根、溜、注、入穴位见下表(表6-2)。

表 6-2 六阳经根、溜、注、入穴位表

经名＼类别	根	溜	注	入上	入下
足太阳	至阴	京骨	昆仑	天柱	飞扬
足少阳	窍阴	丘墟	阳辅	天容	光明
足阳明	厉兑	冲阳	下陵(三里)	人迎	丰隆
手太阳	少泽	阳谷	小海	天窗	支正
手少阳	关冲	阳池	支沟	天牖	外关
手阳明	商阳	合谷	阳溪	扶突	偏历

从"根"穴的记载可知,十二经脉以四肢末端的井穴为根(《内经》未记载手三阴根穴);"结"的部位则不指具体穴位。元代窦汉卿《标幽赋》概括称为"四根三结",即用以说明四肢穴位与头、胸、腹之间的主治规律。这方面内容可结合位于肘膝以下的五输、原、络各穴进行学习。

6·1·2 标本与气街

《灵枢·卫气》篇论十二经的标本部位,大体上"本"在四肢,"标"在头面躯干,其范围较"根""结"为广。从标与本的关系说明,人体上(标)下(本)是互相呼应的,证候虚实表现为"下虚则厥,下盛则热;上虚则眩,上盛则热痛";针灸治疗可采用上病取下、下病取上的"绝而止之""引而起之"等法。根结和标本理论,在针灸临床上常结合运用,《标幽赋》说"更穷四根三结,依标本而刺无不痊",即指出其重要性。

十二经标本部位见表 6-3。

表 6-3 十二经标本部位及气街表

	经名	本部	标部	气街
足三阳	足太阳	跟以上五寸中(跗阳?)	两络命门(目)	头气街
	足少阳	窍阴之间	窗笼(耳)之前	
	足阳明	厉兑	人迎、颊、挟颃颡	
手三阳	手太阳	外踝之后(养老)	命门(目)之上一寸	胸气街
	手少阳	小指次指之间上二寸(中渚)	耳后上角下外眦	
	手阳明	肘骨中(曲池)上至别阳	颜下、合钳上	
手三阴	手太阴	寸口之中(太渊)	腋内动脉(中府?)	
	手少阴	锐骨之端(神门)	背俞(心)	
	手厥阴	掌后两筋之间二寸中(内关)	腋下三寸(天池)	
足三阴	足少阴	内踝上下三寸中(交信?)	背俞(肾)与舌下两脉	腹气街
	足厥阴	行间上五寸所(中封?)	背俞(肝)	
	足太阴	中封前上四寸之中(三阴交?)	背俞(脾)与舌本	

气街是指经气通行的径路,分四气街。《灵枢·动输》说:"四街者,气之径路也。"《灵枢·卫气》:"头气有街,胸气有街,腹气有街,胫气有街。"意指头、胸、腹、胫各部都有气的径路。"气在头者,止之于脑",经气到头部的(气、足三阳)都联系脑;"气在胸者,止之膺与背俞",经气到胸部的(手三阴)都联系膺(胸前)和背俞(肺、心);"气在腹者,止之背俞与冲脉",经气到腹部的(足三阴)都联系背俞(肝、脾、肾)和腹部的冲脉;"气在胫者,止之气街……"大意指经气到下肢的都联系气冲部等。

气街,可说是对经脉"结""标"部位的总括,现仅就头、胸、腹三部列表如下(表6-4)。

表6-4 头、胸、腹部"结""标"和气街

分 部	"结""标"	气 街
头	目,面颊(鼻咽),耳	脑
胸	舌下两脉,舌本;廉泉、玉英、膻中	膺与背俞(肺、心)
腹	胃	背俞(肝、脾、肾)与冲脉

阳经会集于头部,太阳经结于目,阳明经结于鼻口,少阳经结于耳,其气都通于脑。这就是《灵枢·邪气藏府病形》所说的"其血气皆上于面而走空窍"。

阴经会集于胸腹部,手阴经归属于胸脏,应于肺俞、心俞;足阴经归属于腹脏,应于肝俞、脾俞、肾俞,其经脉循行都到达胸部及喉舌部。《素问·刺疟》说"舌下两脉者,廉泉也",此为足少阴所结;《灵枢·胀论》说"廉泉、玉英者,津液之道也";"膻中者,心主之宫城也",此为足厥阴所结;这些都是在喉、胸部。"胃者太仓也",居于腹部,为足太阴所结。冲脉起于肾下、胞中,是十二经之海,与足三阴关系尤为密切。

6·1·3 四海

《灵枢·海论》提出人身有四海:脑为髓海,膻中为气之海,胃为水谷之海,冲脉为十二经之海,又称血海。认为十二经脉象大地上的水流(称"十二经水"),都汇聚到海。"海",在经络学说中是一个大的概念。四海的部位与气街的划分相类似;髓海位于头部,气海位于胸部,水谷之海位于上腹部,血海位于下腹部(即腹分为上下两部)。它们又不是局限于此,而是各部互相联系。四海主持全身的气血、营卫、津液。其中,胃为水谷之海是气血化生的基础;气积于胸中,贯心肺而行呼吸,是为宗气,即膻中为气之海;冲脉起于肾下、胞中,动而上下行,渗灌气血于全身,因称五藏六府之海和十二经之海;气血津液的精华主补益脑髓而濡空窍,髓者以脑为主,因称脑为髓海。杨上善注说:"胃流津液渗入骨空,变而为髓,头中最多,故为海也。是肾所生,其气上输脑盖百会之穴,下输风府也。"

四海及其所通(输)穴位(部位)见下表(表6-5)。

表6-5 四海及其所通穴位

四 海	部 位	所 通 穴 位
脑为髓海	头	盖(百会),风府
膻中为气海	胸	柱骨上下(颈部),人迎
胃为水谷海	上腹	气冲,三里
冲脉为血海	下腹	大杼,上、下巨虚

从这些记载可以看出,经络学说对整体机能的阐述是全面的,分之为经脉、经别、络脉、经筋等内容,合之则汇聚为四海。头、胸、腹、胫各部的气行径路称为气街,这是说明内脏与胸腹、背腰之间内外、前后相应。其具体穴位则有脏腑的背俞和募穴。《素问·脉要精微论》说的"头者精明之府""背者胸中之府""腰者肾之府",就是着重从身后的背腰来说明这种关系。

四海、气街、五脏背俞和头背腰关系列表如下(表6-6)。

表6-6 四海、气街、背俞和头身的关系

四　海	气　街	背　俞	头背腰府
脑为髓海	头气之街		头者精明之府
膻中为气海	胸气之街	肺俞、心俞	背者胸中之府
胃为水谷海	腹气之街	脾俞、肝俞、肾俞	腰者肾之府
冲脉为血海			

〔注〕 胫气之街不列入。

四海、气街分部,结合三焦气化和《难经》所阐发的原气说,可以理解,其意义是相通的。胸部为上焦,称气海,即宗气所聚,宗气"上者走于息道(呼吸道)""下者注于气街",推动气血的运行。上腹部为中焦,称水谷海,产生水谷之气(谷气),化为营气和卫气:营气流溢脉中,卫气又散布脉外,行于周身。下腹部为下焦,称血海和十二经之海;《难经》称"脐下、肾间动气"为十二经之根本,是为原气,并说"三焦者,原气之别使也",即原气通过三焦而分布到各处。

上焦宗气,中焦水谷之气(营气、卫气),下焦原气,共同构成人身的真气(正气)。《灵枢·刺节真邪》说:"真气者,所受于天,与谷气并,以充身者也。"真气行于经络则称作"经气"或"脉气",各经的穴位即为"脉气所发"又是"神气之所游行出入"的特殊部位。神气也属于脉气,所谓"脉舍神",而神气的本源则在头脑,故后来医家称脑为"元神之府"。这样,水谷之气、宗气、原气、神气各有其重点所在,又漫布于全身。这可说是头、胸、腹气街和四海理论的发展,对于指导临床是有重要意义的。

6·2 经络分部

经络分布于四肢及头身、脏腑,四肢的分布部位容易掌握(图6-3①②,图6-4①～③),头身、脏腑各部的经络联系较为复杂,特根据记载汇录如下:

6·2·1 头面部(图6-1①～③)

(1) 巅,盖

巅,本字当作"颠",指头顶部。又称"脑盖"。

足太阳经,"交巅";督脉分支相同。足厥阴经,"与督脉会于巅"。手少阳经别,"别于巅";足少阳之筋,"交巅上"。脑为髓之海,其输上在于其盖。

(2) 脑

《说文》:"脑,头髓也。"髓者以脑为主,脑为髓之海。

足太阳经,直者"入络脑";督脉分支相同。足阳明经,"循眼系入络脑"(见《灵枢·动输》)。

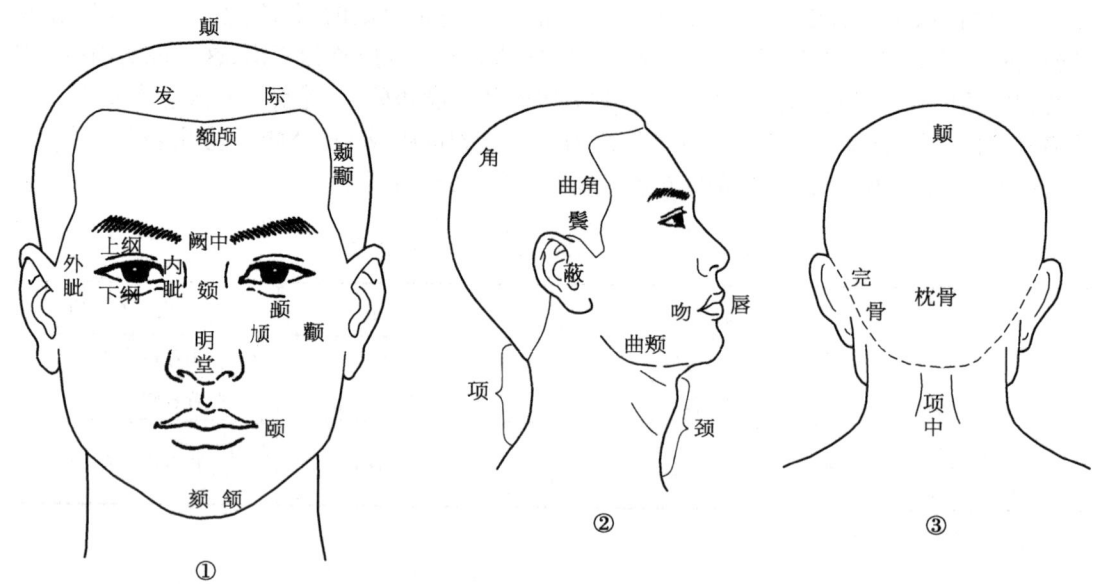

图 6-1 头面部体表部位图①~③

(3) 额,额颅,额角

额,古又称"颡",其中部称"额颅",两旁隆起处称"额角"。

足阳明经,"循发际至额颅";足太阳经,"上额";足厥阴经,"上出额";足少阳之筋,直者"上额角";手少阳之筋,"结于角";手足少阴、太阴、足阳明之络,此五络皆会于耳中,上络左角(《素问·缪刺论》)。

(4) 头,头角

头上两旁隆起处(顶骨结节)称"头角"。

足少阳经,"上抵头角";足太阳之筋,"直者上头";手阳明之筋,直者"上左角络头";督脉别络,"散头上"。

(5) 面,颜

前发际以下至颌总称"面",眉目之间称"颜"。

任脉,"循面";足少阳经别,"散于面";诸阳之会皆在于面;十二经脉,三百六十五络,其血气皆上于面而走空窍(《灵枢·邪气藏府病形》)。足太阳之筋,"下颜"。

(6) 目,目系,内眦,锐眦

《灵枢·癫狂》:"目眦外决于面者为锐眦,在内近鼻者为内眦。"《灵枢·大惑论》:"五藏六府之精皆上注于目……肌肉之精为约束,裹撷筋、骨、血、气之精而与脉并为系,上属于脑,后出于项中。"

督脉,"与太阳起于目内眦(同足太阳经);其少腹直上者,上系两目之下(同任脉)"。跷脉,"属目内眦";足太阳,有通项入于脑者,正属目本,名曰眼系;阴跷阳跷,阴阳相交,阳入阴,阴出阳,交于目锐(内)眦;足太阳之筋,"支者为目上纲";足阳明之筋,"上合于太阳,为目下纲";足少阳之筋,"支者结于目眦为外维";足阳明经别,"还系目系";足少阳经,"起目锐眦","至锐眦后";手太阳经,"至目锐眦";手少阴经别,"合目内眦";足少阳经别,"系目系,合少阳于外眦"。手少阴经,"系目系";足厥阴经,"连目系"。目者,宗脉之所聚也,上液之道也;诸脉者皆属于目。

(7) 鼻,颊

鼻下为鼻孔;上部为鼻根,称"颊"。

手阳明经,"上挟鼻孔";足阳明经,"起于鼻,交颊中,下循鼻外";手太阳经,支者"抵鼻";足阳明之筋,"下结于鼻";足太阳之筋,"结于鼻"。

(8) 頄,頯

頄(音"拙"),頯(音"求"),均指颧骨部。《灵枢·经脉》多用"頄",有释作目下部。手太阳经,支者"上頄";手少阳经,"至頄";足少阳经,"抵于頄";足阳明经别,"上頄、頯"。

《灵枢·经筋》多用"頯",《太素》写作"䪼",杨上善注:"鼻形谓之䪼也。"与《说文》"病寒鼻室"(鼻塞)的解释不相合。作部位名,似当以頄字为正。足太阳之筋,支者"下结于頄";足阳明之筋,"合于頄";手阳明之筋;支者"结于頄",足少阳之筋,"结于頄";蹻脉,"入頄"。

(9) 颐,颔

颐、颔,均指下颌部,又释颐为颔中,颔为腮下。

任脉,"上颐";督脉,"上颐"(同任脉);足阳明经,"循颐后下廉";足少阳经别,"出颐颔中"。足少阳之筋,"下走颔";手太阳之筋,"结于颔";手少阳之筋,"上乘颔";手阳明之筋,直者"下右颔"。

(10) 颊,曲颊

面旁总称"颊",下颌角部称"曲颊",口颊内称"颊里"。

手阳明经,支者"贯颊";手太阳经,支者"循颈上颊";又"当曲颊";手少阳经,"下颊"。足少阳经,"下加颊车",又"在耳下曲颊之后(天容)";足阳明经,"循颊车";手少阳之筋,"其支者,当曲颊"。足厥阴经,支者"下颊里"。

(11) 唇,口,人中

足阳明经,"环唇";足厥阴经,"环唇内";手阳明经,"挟口";足阳明经,"上挟口";足阳明经别,"出于口";冲任之脉,"络唇口"。手阳明经,"交人中"。

(12) 齿牙、曲牙

通称牙齿,分别称门牙、犬牙为"牙",臼齿为"齿";又分称"上齿"和"下齿"。下颌关节支,称"曲牙"。

手阳明经,"入下齿中";足阳明经,"入上齿中";手阳明别络,"遍齿";手少阳之筋,"支者上曲牙";足阳明经,"循牙车"。手阳明、足太阳,有入頄遍齿者(《灵枢·寒热病》)。

(13) 舌,舌本,舌中,舌下

足太阴经,"连舌本,散舌下";足太阴经别,"贯舌中"。足少阴经,"挟舌本";足少阴经别,"直者,系舌本";足少阴经,"舌下"(廉泉,见《素问·气府论》)。手少阴络,"系舌本";手少阳之筋,支者"入系舌本";足太阳之筋,"支者别入结于舌本"。足厥阴脉,"络于舌本"(《灵枢·经脉》)。

(14) 耳,耳上角,耳后完骨

以耳为中心,分耳中、耳后、耳前、耳上角(耳上方)、耳后完骨(乳突部)。

足太阳经,支者"至耳上角",足太阳之筋,"上结于完骨";足阳明经,"循颊车,上耳前";足少阳经,"下耳后",支者"入耳中,出走耳前"。手太阳经,"入耳中";手少阳经,"系耳后,出耳上角",支者"入耳中,出走耳前";手阳明别络,"入耳合于宗脉";足少阳之筋,"出太阳之前,循耳后";足阳明之筋,支者"结于耳前";手太阳之筋,"结于耳后完骨;其支者,入耳中;直者,出耳上";手厥阴经别,"出耳后,合少阳完骨之下"。手足少阴、太阴、足阳明五络,皆会于耳中,上络左角(《素问·缪刺论》)。

(15) 枕骨

《素问·骨空论》:"头横骨为枕"。

足太阳之筋,"直者结于枕骨";足少阴之筋,"结于枕骨,与足太阳之筋合"。

6.2.2 颈项咽喉部

(1) 咽喉(咽),嗌

《灵枢·忧恚无言》:"咽喉者,水谷之道也。"又单称"咽",为食管通称,后人又称作"胃系"。《说文》:"咽,嗌也。"据《灵枢》所说,"嗌"多指咽的上段。

任脉,"至咽喉";督脉,"入喉";冲脉、任脉"会于咽喉";手太阳经,"循咽";手少阴经,支者:"上挟咽";足少阳经别,"上挟咽";足阳明经别,"上循咽";足太阴经别,"合于阳明,与别俱行,上结于咽";"足阳明,挟喉之动脉"(《灵枢·本输》);"足太阴脉,络嗌"(《素问·太阴阳明论》)。

(2) 喉咙(喉),肺系

《灵枢·忧恚无言》:"喉咙者,气之所以上下者也。"又单称"喉",为气管的通称,又称"肺系"。

足阳明经,"循喉咙";足少阴经,"循喉咙";足厥阴经,"循喉咙之后,上入颃颡"。手少阴经别,"上走喉咙";手厥阴经,"出循喉咙";手阳明经别,"上循喉咙";手太阴经,"从肺系横出腋下"。

(3) 颃颡

《灵枢·忧恚无言》:"颃颡者,分气之所泄也。"杨上善解释作"喉咙上孔";张介宾解释作"咽颡",即指咽喉上部。足厥阴经,"循喉咙之后上入颃颡";冲脉,"上者出于颃颡"。

(4) 会厌

《灵枢·忧恚无言》:"会厌者,音声之户也……横骨者,神气所使,主发舌者也。""足之少阴,上系于舌,络于横骨,终于会厌……会厌之脉,上络任脉。"

(5) 颈、项

头与胸背之间为"颈",颈之后为"项"。

督脉之络"上项";督脉"别下项"(同足太阳)。足太阳经,"下项";足太阳经别,"从膂上出于项";足少阴经别,"系舌本,复出于项";足少阴之筋,"挟膂上至项"。手少阴经"上项"。足少阳经,"循颈"。手太阳经,"循颈";手太阳之筋,其支者"循颈,出走太阳之前"。手阳明之筋,直者"从肩髃上颈"。

(6) 肩(肩解、肩胛、肩上)

肩关节和肩胛冈部称"肩解",肩峰端称"髃骨",成片骨称"肩胛",肩胛区肌肉称"肩膊",内上方称"肩上"。

足太阳经,"循肩膊内","别下贯胛";足少阳经,"至肩上";手太阳经,"出肩解,绕肩胛,交肩上";手阳明经,"上肩,出髃骨之前廉";手少阳经,"循臑外上肩";手太阳络,"络肩髃";手阳明络,"上乘肩髃";足太阳之筋,支者"结于肩髃";手阳明之筋,"结于髃;其支者,绕肩胛";手太阴之筋,"结肩前髃";督脉之络,"当肩胛左右别走太阳"。

6·2·3 胸胁腰背部（图6-2①~③）

（1）胸中（胸里）

《灵枢·胀论》："胸腹，藏府之郭也。"《素问·脉要精微论》："背者胸中之府。"其脏为心、肺。

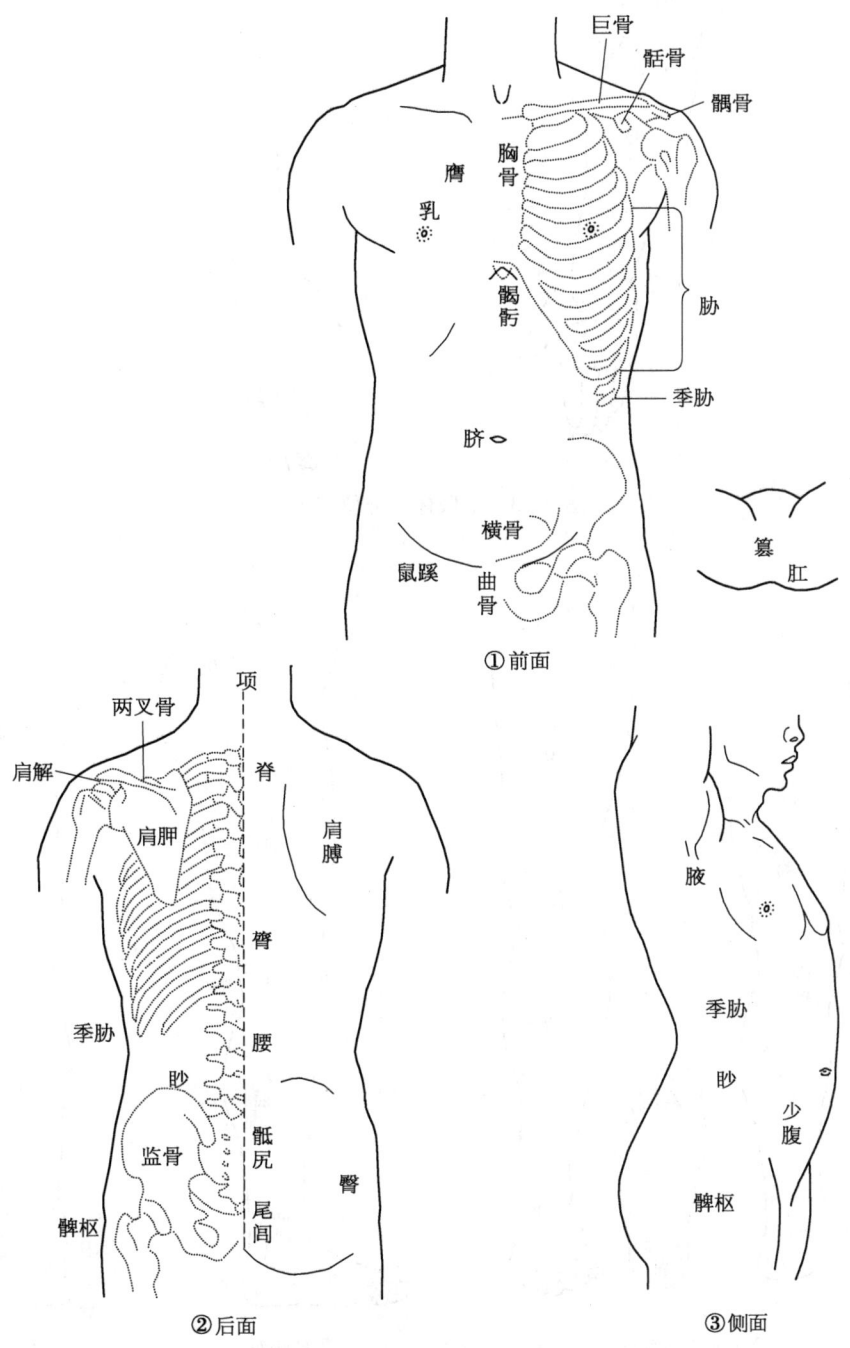

图6-2 躯干部体表部位图①~③

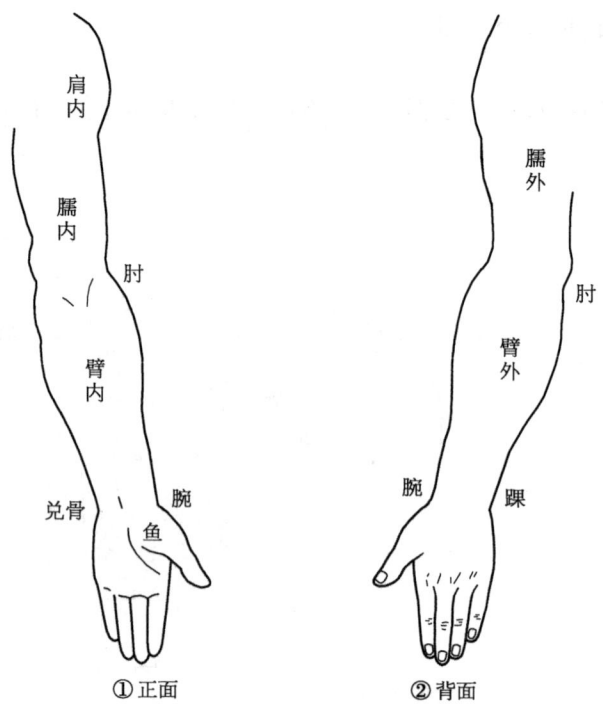

图 6-3　上肢体表部位图①②

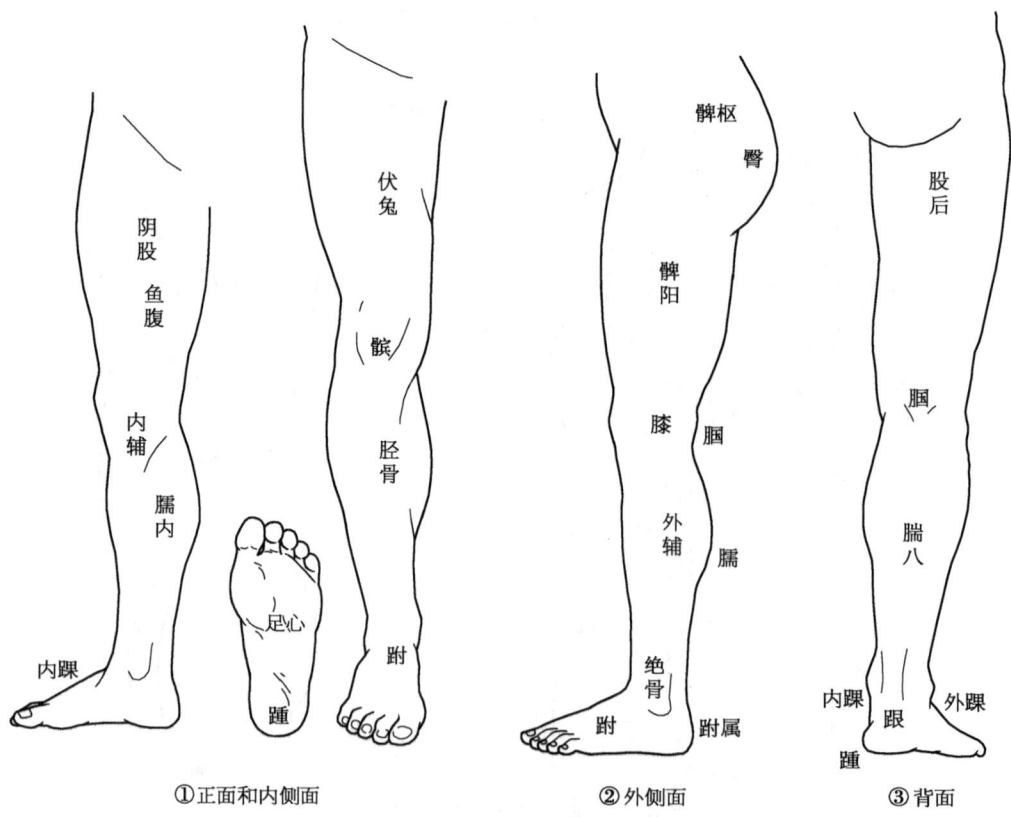

图 6-4　下肢体表部位图①~③

手太阴之筋,"下结胸里";手少阴之筋,"结于胸中";手厥阴之筋,"入腋散胸中"。手厥阴经,"起于胸中";手厥阴经别,"下渊腋三寸,入胸中";手少阳络,"注胸中"。冲脉,"挟脐上行,至胸中而散";蹻脉,"上循胸里"。

(2) 膻中

《灵枢·胀论》:"膻中者,心主之宫城也。"为气之海。手少阳经,"布膻中";足厥阴经,"络于膻中"(《灵枢·根结》)。

(3) 肺

手太阴经,"属肺";手阳明经,"络肺"。手少阴经,"上肺"。足少阴经,直者"入肺中";足厥阴经,"上注肺"。

(4) 心

手少阴经,"起于心中,出属心系";手少阴络,"入于心中";手太阳经,"络心";足太阴经,支者"注心中";足少阴经,支者"络心";足太阳经别,"其一道循膂当心入散";足少阳经别,"贯心";足阳明经别,"上通于心";手厥阴络,"络心系";督脉,"上贯心"。

(5) 心包

手厥阴经,"属心包络";手少阳经,"散络心包";足少阴络,"上走于心包下"。

(6) 乳,膺乳

足阳明经,"下乳内廉";手阳明经别,"从手循膺乳";足少阳之筋,"系于膺乳";手少阴之筋,"交太阴,挟乳里";胃之大络,名曰虚里,"出左乳下"(《素问·平人气象论》)。

(7) 脊

足太阳经,"挟脊";足少阴经;"贯脊";足阳明之筋,"上循胁属脊";足太阴之筋,"内者著于脊";足少阴之筋,"循脊内";手阳明之筋,支者"挟脊";督脉,"贯脊"。

(8) 腋,渊腋

足少阳经,"下腋";手太阴经,"横出腋下";手少阴经,"下出腋下";手厥阴经,"上抵腋下";手太阳经别,"入腋走心";手少阴经别,"入渊腋两筋之间";手厥阴经别,"下渊腋三寸,入胸中";手太阴经别,"入渊腋少阴之前,入走肺";足太阳之筋,"其支者,从腋后外廉,入腋下";足少阳之筋,其直者"上走腋前廉";手太阳之筋,"入结于腋下";脾之大络,名大包,"出渊腋下三寸"。

(9) 胁,肋,季胁

足少阳经,"循胁里","过季胁";手厥阴经,"出胁";足厥阴经,"布胁肋";足阳明之筋,"上循胁";手太阴之筋,"下抵季胁";手厥阴之筋,"前后挟胁"。足太阴之筋,"循腹里,结于肋"。脾之大络,"布胸胁"。

(10) 肝

足厥阴经,"属肝";足少阳经,"络肝";足少阴经,"上贯肝膈";足少阳经别,"散之上肝"。

(11) 胆

足少阳经,"属胆";足厥阴经,"络胆"。

(12) 腰

《素问·脉要精微论》:"腰者肾之府。"

足太阳经,"抵腰中";足少阴络,"贯腰脊";督脉,"挟脊抵腰中"(同足太阳)。

(13) 肾

足少阴经,"属肾";足太阳经,"络肾";足少阴经别,"别走太阳而合,上至肾"。冲脉,"与少阴之大络,起于肾下"。胞络者"系于肾"。

(14) 臀

足太阳经,"贯臀";足太阳之筋,"上结于臀";督脉,"别绕臀"。

(15) 尻

足少阳之筋,"后者结于尻";足太阳经别,"下尻五寸,别入于肛"。

6·2·4 腹部

(1) 腹

足阳明经别,"入于腹里";足阳明之筋,"上腹而布";足太阴经,"入腹";足厥阴经,"抵小腹"。任脉,"循腹里";任脉络,"下鸠尾,散于腹"。

(2) 脐

足阳明经,"下挟脐"。足太阴之筋,"结于脐";手少阴之筋,"下系于脐";冲脉,"挟脐上行,至胸中而散";督脉,少腹直上者,"贯脐中央"(同任脉)。

(3) 脾

足太阴经,"属脾";足阳明经,"络脾"。

(4) 胃

足阳明经,"属胃";足太阴经,"络胃";手太阳经,"抵胃";足厥阴经,"挟胃";手太阴经,"循胃口"。

(5) 大、小肠

手阳明经,"属大肠";手太阴经,"络大肠";足太阴络,"入络肠胃";手太阳经,"属小肠";手少阴经,"络小肠"。

(6) 膀胱

足太阳经,"属膀胱";足少阴经,"络膀胱";"三焦下腧(下合穴委阳),并太阳之正,入络膀胱,约下焦"。

(7) 三焦

手少阳经,"属三焦";手厥阴经,"络三焦";手太阴经,"起于中焦"。

(8) 阴器,睾,宗筋

足厥阴经,"过阴器"。足阳明之筋,"聚于阴器";足太阴之筋,直者"聚于阴器";足少阴之筋,"并太阴之筋而上结于阴器";足厥阴之筋,"结于阴器";足厥阴络,"循胫上睾,结于茎"。任脉者,"起于中极之下,以上毛际"。督脉,"起于少腹之下骨中央,女子入系廷孔……其络循阴器,合篡间,绕篡后,……其男子循茎,下至篡,与女子等"。蹻脉,"循阴股入阴"。《素问·厥论》:"前阴者,宗筋之所聚,太阳、阳明之所合也。"《素问·痿论》:冲脉,"与阳明合于宗筋"。

6·3 六经辨证与关、阖、枢

六经辨证是经络理论在临床辨证方面的综合运用。早在《内经》中对热病、疟疾、厥证的论述,即以足六经为代表分析全身性证候;以后《伤寒论》又有了重大的发展。据《内经》所论,六经根结、六经皮部,都包含有关、阖、枢的概念,现结合六经辨证进行介绍。

6·3·1 六经辨证

全身手足六经,以足六经的分布范围广、循行路线长,在论列全身性证候时一般即以足六经为代表。六经所包括的证候,已不局限于经脉本身,而是涉及络脉、经筋、皮部的范围。方有执《伤寒论条辨》说:"经、络、筋脉,类皆十二,配三阴三阳而总以六经称。"又说:"人身之有百骸之多,六经尽之矣。由此观之,则百病皆可得而原委。"意指六经概括了十二经,以此为纲分析全身的病证。方氏进一步以各经络所统辖的部属方位来解释,说:"经是各居其所的,其各该所辖部属方位之处所皆拱极而听命的。以邪之进也,不由经道而在部位方所上超直而径进,故但提纲挈领,举六该十二以为言。"例如"太阳者,以太阳所主部属皮肤言也……后人不察,如诸家纷纷争以经络一线而嚣讼,岂不大谬!"

方氏之后,柯韵伯《伤寒论翼》以皮部等理论诠释六经,认为《皮部论》是"仲景创六经部位之原"。说:"仲景之六经是分六区,地面所该者广。虽以脉为经络,而不专在经络上立说。"程应旄《伤寒后条辨》也说:"仲景之六经是设六经以该尽众病。"他们都是从较广的范围("部属方位""地面""体层")解释六经,并阐明其对临床辨证的重要意义。

六经辨证在《伤寒论》中有全面阐述,这里只简单介绍一下这一理论与经络学说的渊源关系。

(1) 太阳病

《伤寒论》:"太阳之为病,脉浮、头项强痛而恶寒。"表证初起,见恶寒、发热、头痛、项强等症,病位多在身后,故属于太阳。太阳是三阳之首,又称巨阳。《素问·热论》:"伤寒一日,巨阳受之,故头项痛,腰脊强。"太阳又是三阳之"关",所属的皮部称"关枢",覆于巅背之表,故主诸阳之气分(张景岳语)。正常时,阳气卫外而为固,假如气机失调,卫外失固则感受外邪而发生急症。《灵枢·根结》说:"关(原误作"开",据《太素》改)折,则关节渎而暴疾(急症)起矣。故暴病者取之太阳。——渎者,皮肤宛焦(憔)而弱也。"意指关枢异常则皮肤卫外功能减弱。柯韵伯说:"太阳主表,为心君之藩篱,犹京师之有边关也。"风寒外感常先犯太阳,如身疼、腰痛、骨节疼痛、鼻鸣、干呕、汗出、恶风、无汗而喘等均属太阳病。

(2) 阳明病

《伤寒论》:"阳明之为病,胃家实是也。"胃肠实热证候,见不恶寒,反恶热、烦躁、谵语、不大便、腹满痛等,病位又多在身前,故属于阳明。阳明为阳气亢盛,是三阳之"阖",所属的皮部称"害(阖)蜚",蜚即阳气飞扬的意思。《灵枢》说"阳明主胃,大富于谷气";《伤寒论》称"胃家",实兼胃肠而言,其功能通调水谷,生气化血而运行全身。《根结》篇说:"阖折,则气无所止息而痿疾起矣。故痿疾者取之阳明。——无所止息者,真气稽留,邪气居之也。"意指阳明经气失调、外邪侵犯则发为痿证,此与伤寒辨证的连系不密切。柯韵伯从闭阖的含义解释阳明病特点,说:"阳明必以阖病为主。不大便固阖也;不小便亦阖也;不能食、食难用饱,初欲食反不得食皆阖也;自汗、盗汗,表开而里阖也;反无汗,内外皆阖也。"此说可供参考。

(3) 少阳病

《伤寒论》:"少阳之为病,口苦、咽干、目眩也。"其主症有往来寒热、胸胁苦满、心烦喜呕等。成无己注解,谓少阳之邪在半表半里之间。少阳是三阳之"枢",所属的皮部称"枢持"(《甲乙》作"枢杼")。柯韵伯解释作"阳枢",说"胁为少阳之枢,而小柴胡为枢机之剂。——太阳之邪欲转少阳,少阳之邪欲归并阳明皆从胁转",即以出现胸胁满(闷)的证候为主。其病位多在身侧,故属于少阳。张隐庵注:"病从少阳枢转不得,故胁下硬满",以及

"枢折则不能转侧"。《灵枢·根结》说:"枢折,则骨摇而不安于地,故骨摇者取之少阳。——骨摇者,节缓而不收也。"意指少阳经气失调则骨节弛缓不利而见诸症。

(4) 太阴病

《伤寒论》:"太阴之为病,腹满而吐,食不下,自利益甚,时腹自痛。"吐利、满、痛等里寒的证候,属太阴。太阴是三阴之首,称为"关",其所属皮部称"关蛰",蛰即阴盛阳伏的意思。太阴与阳明内属脾胃,"阳道实,阴道虚",关机失调则见腹满而痛,上吐下利。《灵枢·根结》说:"关折,则仓廪无所输,膈(吐)洞(泄),膈洞者取之太阴。"意指脾胃气虚则不能运化,上则为"膈",不能受纳水谷;下则为"洞",飧泄自利。

(5) 少阴病

《伤寒病》:"少阳之为病,脉微细,但欲寐也。"其证以里虚为主,见下利清谷、里寒外热等。少阴是三阴之"枢",所属的皮部称"枢儒"(《甲乙经》、《太素》作"懦",音"软"),与少阳相对,柯韵伯因解释作"阴枢"。张隐庵说:"少阴主枢,外内出入,但欲寐则神气不能外浮而阴阳枢转不利。"《灵枢》论睡眠活动有关卫气的运行;行于阳分则寤(醒),行于阴分则寐(睡),阴阳之间的枢转就在足少阴。假如枢机失调,阴气盛则见"但欲寐",虚阳上亢则见"心烦不得眠"。柯韵伯还认为手足厥冷、拘急的"四逆,皆少阴枢机无主,升降不利所致"。《灵枢·根结》说:"枢折,则脉有所结而不通,不通者取之少阴。"伤寒对脉不出等症有用通脉四逆汤,或用灸法以回阳复脉。

(6) 厥阴病

《伤寒论》:"厥阴之为病,消渴,气上撞心,心中疼热,饥而不欲食……食则吐蛔,下之利不止。"其症主要为里热气逆,手足厥冷。厥阴是阴气交尽,三阴之"阖",其所属皮部称"害(阖)肩",肩是任受的意思。柯韵伯说:"气上逆而下之则阖折,利不止者,阖折反开也。"厥证是由于阴阳气不相顺接,厥热胜复是正邪交争的严重阶段。《灵枢·根结》说:"阖折,则气绝(《甲乙经》作"弛")而喜(《甲乙经》作"善")悲,悲者取之厥阴。"意指经气弛纵或郁结可出现各种病象。其症见寒热错杂,厥热往复,上盛下虚。热多于厥,正胜阳回者病退;厥多于热,阳脱阴竭者不治。

6.3.2 关、阖、枢

三阳三阴的气机变化,古人概括地用"关""阖""枢"来解释。本来这是些门户上的实物名称:关指门栓,其位在后,阖指门面,其位在前;枢指门轴,其位在侧。三者各有其方位和作用特点。杨上善《太素》注说:"门者具有三义:一者门关,主禁者也;二者门阖,主关闭也;三者门枢,主转动者也。"用关、阖、枢譬喻六经气机的正常功能,当其异常(所谓"折")时则发生各种病证。《灵枢·根结》说:"奇邪离经,不可胜数,不知根结、五藏六府,折关、败枢、开阖而走,阴阳大失,不可复取。"意思是外邪侵犯经络,如果不懂得根结与脏腑的联系,关、枢、阖的功能异常(折、败、开)而见阴阳失调就不会施治。《素问·阴阳离合论》引用《根结》篇文字作了阐发,王冰注说:"开(应作关)、阖、枢者,言三阳之气多少不等,功用殊也。夫开(关)者所以司动静之基,阖者所以司禁固之权,枢者所以主动静之微。由斯殊气之用,故此三变之也。"所说与杨上善的解释相似。

三阳三阴的排列次序可表示热病从始盛到终衰的发展趋势。阴阳之起始称为"关",阳之盛或阴之衰称为"阖",阴阳之转纽称为"枢"。现结合皮部命名,就阴阳、寒热的变化关系示意如下表(表6-7)。

表 6-7　六经与关、阖、枢表

六经名	太阳	阳明	少阳	太阴	少阴	厥阴
皮部名	关枢	害蜚	枢持	关蛰	枢儒	害肩

关、阖、枢理论在六经辨证中的重要性受到历代医家的重视。汪机《读素问钞》说："太阳居表,在于人身如门之关,使荣卫流于外者固;阳明居里,在人身如门之阖,使荣卫守于内者固;少阳居中,在人身如门之枢,转动由之,使荣卫出入内外也常……分而言之,三阳虽有表里之殊;概而言之,则三阴俱属于里,三阳俱属于表。"杨上善则把三阳比作"外门",三阴比作"内门"。《伤寒论翼》罗美序说："六经列而三气从,三气定而六经显。"都是将三阳三阴与关、阖、枢结合起来阐明六经辨证的基本意义。

6·4　药物归经

在《伤寒论》六经辨证的基础上,后世医家又发展为按脏腑、经络理论来分析药物性能,认为某药对于某一经或某几经有特殊作用,称作药物归经。宋代寇宗奭《本草衍义》说："泽泻之功长于行水……仲景八味丸用之者,亦不过引接桂、附等归就肾经,别无他意。"此后,金、元各家发扬这一理论。张元素(洁古)著《珍珠囊》一书,其中论药物性能即按脏腑经络分类,编成《脏腑虚实标本用药式》,在《本草纲目》中加以转载。这里就十二经用药和奇经八脉用药内容作简要引述。

6·4·1　十二经用药

王好古《汤液本草》载有李东垣关于各经用药的"响导图",这可看成是药物归经的简表。录之如下:

(1) 手太阴肺经

南星　款冬花　升麻　桔梗　檀香　山药　粳米　白茯苓　五味子　天门冬　阿胶　麦门冬　桑白皮　杏仁　葱白　麻黄　丁香　益智　白豆蔻　知母　缩砂(檀香豆蔻为使)　栀子　黄芩　石膏。

〔附记〕升麻　芍药　木瓜　藿香(按:附记下药名,原列在表格下,与以上药物有的重出,有属增添,区分意义不详。附记中的药名又有自相重复,现略去)。

(2) 足太阴脾经

代赭石　赤茯苓　麻仁　甘草　半夏　益智　黄芪　苍术　白术　胶饴　草豆蔻　茱萸　缩砂(人参、益智为使)　防风　当归。

〔附记〕白芍药(酒浸)　延胡索　缩砂。

(3) 手阳明大肠经

升麻　白芷　麻仁　秦艽　薤白　白石脂　缩砂(白石脂为使)　肉豆蔻　石膏。

〔附记〕麻黄　大黄　连翘　升麻　白芷　葛根。

(4) 足阳明胃经

半夏　苍术　升麻　白芷　葱白　知母　白术　神曲　葛根　乌药　丁香　草豆蔻　缩砂　防风　石膏。

〔附记〕　石膏　白术　檀香(佐以他药)　白芷　升麻。

(5) 手少阳三焦经

川芎　柴胡　青皮　白术　熟地黄　黄芪　地骨皮　石膏　细辛　附子。

(6) 足少阳胆经

半夏　龙胆草　柴胡。

〔附记〕　连翘　柴胡　下：青皮。

(7) 手厥阴心包经

沙参　白术　柴胡　熟地黄　牡丹皮　败酱。

〔附记〕　青皮　上：黄芩　熟地黄。

(8) 足厥阴肝经

青皮　羌活　吴茱萸　白术　山茱萸　代赭石　紫石英　当归　甘草　龙胆草　蔓荆子　阿胶　瞿麦　桃仁。

〔附记〕　柴胡　川芎　皂角　桃仁　茗苦茶。

(9) 手太阳小肠经

白术　生地黄　赤茯苓　羌活　赤石脂　缩砂(赤石脂为使)。

〔附记〕　防风　藁本　蔓荆子　茴香　黄柏。

(10) 足太阳膀胱经

泽泻　桂枝　黄柏　羌活　麻黄　蔓荆子　滑石　茵陈　白茯苓　猪苓。

〔附记〕　白术　泽泻　防己　大黄(酒蒸)　藁本　羌活　下：黄柏。

(11) 手少阴心经

麻黄　桂心　当归　生地黄　黄连　代赭石　紫石英　栀子　独活　赤茯苓。

〔附记〕　细辛　熟地黄　五味子　泽泻。

(12) 足少阴肾经

知母　黄柏　地骨皮　阿胶　猪肤　牡丹皮　玄参　败酱　牡蛎　乌药　山茱萸　天门冬　猪苓　泽泻　白茯苓　檀香　甘草　五味子　茱萸　益智　丁香　独活(或用桂)　桔梗(或用硝)　豉　缩砂(黄药　藁本为使)　附子　沉香　益智　黄芪。

〔附记〕　地榆　附子　知母　白术。

6·4·2　奇经八脉用药

奇经八脉与肝肾的联系甚为密切,临床用药常结合这方面来考虑。叶天士医案所选用的药物,就有枸杞子、沙苑蒺藜、小茴香、桑寄生、杜仲、肉桂、牛膝、续断、生熟地黄、黑芝麻、穞豆衣、桑椹、菟丝子、柏子仁、山萸、女贞、旱莲、锁阳、覆盆子、磁石、龙骨、牡蛎、鹿茸、鹿角、龟版、鳖甲、阿胶等。这些药都入肝、肾二经;巴戟天、肉苁蓉、补骨脂、莲肉等药则入肾经。它是通过调治肝肾来调理奇经,这样将肝肾与奇经的关系从辨证和用药方面都结合起来。其中有些药物还能直入奇经,如所说的"鹿性阳,入督脉;龟体阴,走体脉"就是。

清代《得配本草》一书详载药物归经内容,并编集有关奇经的用药,录之如下,以供参考。

督脉用药：附子、苍耳子、细辛、羊脊骨、鹿角霜、鹿角胶、藁本、杞子、肉桂、鹿衔草、黄芪。

　　任脉、冲脉用药：龟版、王不留行、巴戟天、香附、川芎、鳖甲、木香、当归、白术、槟榔、苍术、吴茱萸、杞子、丹参、甘草、鹿衔草。

　　带脉用药：当归、白芍、川断、龙骨、艾、升麻、五味。

　　阴阳蹻脉用药：肉桂、防己、穿山甲、虎骨。

　　阳维用药：桂枝、白芍、黄芪。

　　阴维用药：当归、川芎。

复 习 思 考 题

1. 根结的部位怎样？"四根三结"说明什么意义？
2. 标本的大体部位怎样？与气街有何对应关系？
3. 何谓四海？与三焦分部有何联系？
4. 六经辨证与经络学说的关系怎样？
5. 药物归经理论是怎样发展起来的？举例说明主要的归经药。

7 经络现象及其现代研究

古代文献中关于经络的记载,虽未明确指出它的感传特点,经现代的推敲,其所描述的经络活动线路,恰好是经络感传线路。因此近人多从经络现象方面进行广泛的研究,本章就研究的概况及其各种见解,作简要的介绍。

7.1 经络现象的基本特征

人体有时出现类似古代文献所载的经络路线走行的感觉传导,或呈现可见的肤色变异等,都属经络现象。它的基本特征是循经性,出现的现象多种多样,其中主要者为循经感传现象。

7.1.1 循经感传现象的调查

当患者接受针灸等治疗时,常会出现一种异常的感觉,表现为痠、麻、胀、蚁走感,或流水感,沿着经络线路扩散。感觉多为线条状,其粗细大约如粗棉线,随着部位的不同而有宽窄、深浅的差异。

这种循经感传现象,在古书中并无明确的说明。因此大家都不知古代经络图是根据什么现象记录和画出来的。直到20世纪50年代开始,人们才又重新发现经络感传现象,逐渐对此进行了大规模的观测。此时,日本长滨善夫和丸山昌朗,在一例感传显著者身上,系统地对十二经和奇经八脉进行了循经感传的观察,写了《经络之研究》一书。国内也先后有关于经络现象的报道,但没有引起足够的重视。直到1972年,309医院、中国科学院生物物理所、北京大学生物系、保定地区医院等单位进行协作,在8名感传显著者身上全面地、细致地观测了十二经脉和奇经八脉,结果报道后,才引起国内普遍的重视。自此,循经感传现象的观察,在全国范围内蓬勃地开展起来了。

全国20几个省、市、自治区,曾用统一的方法和标准,做了17万例的调查。据28个地区和单位对63 228人的统计,感传出现率由5.6%~45.2%不等。这是一般的感传出现率。

对于感传显著者,即有6条以上贯通1经全经的,其出现率为4‰~13‰之间(1972年309医院等四个单位在北京保定地区任选1 000名年龄在15~60岁之间,1/3是病人,2/3是健康人,结果感传显著者有13人,计13‰。1977~1978两年中安徽中医学院等四省协作组在安徽蒙城县普查了11 853人,基本是健康人,年龄在14~63岁之间,结果感传显著者有50人,计4‰)。

7.1.2 循经感传现象的特点

7.1.2.1 感传线与古代经络线路的一致性

一般说来,在四肢部,感传线与古代经络线大体一致;在胸腹部则不大一致,头部则大半不一致。国内部分学者认为,如果古代经络路线是根据感传线画出的,有必要根据现代人体的感传线路,重新画出新图。

7.1.2.2 不同的刺激原产生不同性质的感传感觉

探查时采用不同的刺激原,其所产生的感传感觉会有不同。例如:

(1) 针刺——一般产生痠、麻、胀、抽动、冷、热等感传。
(2) 指压——一般和针刺类似。
(3) 电脉冲刺激——一般和指压同,还可有流水感,虫跳感、蠕动感等。
(4) 艾灸——多见热感及麻感。

7·1·2·3 双向传导

在躯体(除外四肢末端)上任何一穴给予刺激时,一般均可自该穴发生两个相反方向的感传。例如,刺激曲池穴,一条感传线自曲池走向肩髃,同时一条感传线自曲池走向合谷。

7·1·2·4 感传的宽度有粗有细

在四肢多较细,在 0.2~2.0 厘米之间。多数反应为琴弦状或电线状。进入躯干后,可变宽达 10 厘米以上。

7·1·2·5 感传速度较慢

一般说来感传速度较植物神经慢,较躯体神经更慢。各家测定虽不大一致,但这种慢的总趋势是一致的。

309 医院等	1.36~9.06 厘米/秒
焦顺发	1.0~72.0 厘米/秒
陈谟训等	5.6~16.8 厘米/秒
孟昭威等	2.7~8.0 厘米/秒

大多数经络敏感者的自感速度约为 10 厘米/秒上下。

7·1·2·6 感传可阻性

当感传自刺激点双向感传时,对任何方向一点施加压力,多数可阻断感传自压迫点继续前进。例如,刺激曲池发生感传后,压迫手五里,感传即终止于手五里,不再走向肩髃。压迫手三里,感传即终止于手三里,不再走向合谷。

各经线的有效阻断压力在 350~680 克/厘米^2 之间。多数为 500 克/厘米^2。

7·1·2·7 感传能回流

当感传发生后,走到任一方向的终点,均发生回流现象,这种回流感走到原刺激点时即自行消失。

7·1·2·8 感传有停顿点

许多受试者反映,感传行进时,不是均速行走,而是存在一个个的停顿点,即停一下再走。这种停顿点多为穴位所在处。

7·1·2·9 感传有趋病性

许多病人反映,当感传自四肢发生后,进入躯体有趋病所性,即所谓"气至病所"。例如,一个有心脏病的病人,不同经线发生感传后,都有趋向心脏的集中现象,这种现象与古书的"气至病所"相符。

7·1·2·10 有隐性感传

一般说来,有感传的人是少数,特别显著者尤其是少数,因此有人认为经络感传现象的普遍意义不大,或不充分。也有人认为是病理现象。中国科学院生物物理研究所祝总骧等通过一系列实验,证明即使经络感传感缺乏或不敏感者,在井穴电刺激后,用特殊横行叩击法,可在肢体上叩出一连串敏感点。这些点纵行的位置恰好即是经络线,因此把这种叩击出来的连线命名为隐性感传线。它的潜在活动称为隐性感传。

7.2 经络现象的近代研究

7.2.1 研究概况

经络现象的基础在于循经感传显著者。早在20世纪60年代,虽然有了循经感传显著者的报道,但因例子少,未引起广泛注意。直至1971年11月中国人民解放军309医院连续发现8例循经感传显著者起,对于经络现象的观察广泛地开展起来。

自1972年至1978年,据不完全统计,全国约30个单位,普查了64 228人。感传出现率,最低的是河南的5.6%,最高的是黑龙江的36.3%。感传出现的总人数是12 934人。其标准是在刺激井穴后,有两条以上的感传超过腕、踝关节或一条以上感传超过肘、膝关节的,即定为感传阳性。如果有六条经以上感传能通达经线的全程,即定为显著型(原称经络敏感人)。上述6万多人普查中,共发现循经感传显著者210人,约为总人数的0.2%。这些有组织有计划地发现大批循经感传显著者,使我国对经络的研究有了雄厚的特质基础,把经络研究推向高潮。

1977年在合肥由中医研究院领导召开了全国穴位针感和经络感传会议,把全国有关经络和经穴关系的研究者组织起来,制定了全国研究规划,由卫生部统一掌握支持。有关经络的研究正步入正轨。

1979年6月1~5日,我国在北京召开了第一届全国针灸针麻学术讨论会,邀请国外学者参加。应邀参加的计有33个国家及中国香港代表96人,联合国世界卫生组织代表21人,列席代表36人。国内代表302人。这是我国主持的第一次针灸国际会议,这次会议上我国提出有关经络研究的论文43篇,其中20篇系循经感传现象的研究。

这些感传现象的研究包括:感传路线的研究,感传激发的研究,感传阻滞的研究,客观指标的研究,气至病所的研究,循经皮肤病的研究等。日本学者在会上报告了两例循经皮肤病。我国李定忠报告了全部沿十四经发生的皮肤病。过去经络现象是不可见的,循经皮肤病使经络现象成为可见的,因此受到重视。

7.2.2 关于循经感传出现率

在这样大规模普查基础上,对于感传出现率与地区、民族、性别、年龄间的关系,分别作了统计学处理。

(1) 不同地区的循经感传出现率

把循经感传的人按程度不同分为四型:

第1型 显著型,系六条以上全经感传者。

第2型 较显型,系两条以上全经感传者,或三条以上过肩、髋关节的。

第3型 稍显型,系一条以上感传超肩、髋关节的,或两条以上刺激井穴时感传超腕、踝关节,或刺激原穴感传超肘、膝关节的,但不超肩、髋关节的。

第4型 全部无感传或仅一条属第4型。

四型在不同地区人群中的出现率见表7-1。

经统计学处理,不同地区的循经感传出现率无明显差异。

(2) 不同民族的循经感传出现率

据调查,在同一单位,同一季节,同一地区中不同民族间,其感传出现率无显著差异,这是根据朝鲜、蒙、汉三族的对比。其他民族间如何,尚需经过更广泛的测定。

表 7-1 不同地区人群中循经感传出现率

地 区	调查人数	一、二、三型人数	循经感传出现率%	显著型人数	显著型出现率%
华北,东北,西北	16 504	3 218	19.5	66	0.4
华东,中南,西南	48 198	9 905	20.6	166	0.3
合 计	64 702	13 123	20.3	226	0.35

(3) 不同性别的循经感传出现率

根据三个省对 10 998 人(男 5 790 人,女 5 208 人)测查结果表明,不同性别之间的循经感传出现率无差别。

(4) 不同年龄间循经感传出现率

将上述三省经调查的人按年龄分为三组。6~20 岁为一组,1~40 岁为一组,41~72 岁为一组。经统计学处理,三组中,愈年轻,其感传出现率愈高。但其他省市的观察结果,也有与此相反的,即认为出现率随年龄层的升高而增大,尚待进一步观察。

7·2·3 今后努力方向

1979 年是我国近代有关经络及经络现象研究的第一次大总结,内容广泛、丰富。在这个基础上,1980 年 7 月在山东烟台召开全国经络经穴会议,集中各方面代表商讨今后的研究大计。在会议总结中提出:

(1) 循经感传现象确系客观存在。沿经一切变化,包括效应器的变化都说明其客观存在。循经感传并非少数人的现象,从隐性感传和激发感传,可证实循经感传是多数人的现象。这种现象不同种族人都有,病人和健康人都有。今后的主要方向是如何用仪器作出客观记录。

(2) 客观规律的研究。① 感传线路在四肢上基本与古图相符。② 感传可潜在,可转化,可阻断,可激发。③ 气至病所,即感传至病位所在部位时,可改善症状或收到治疗的效应。④ 感传的过程有外周关系,也有中枢关系,也有体液关系。任何单方面考虑都是不完全的。

1983 年 1 月在昆明召开了全国第四次经络学术讨论会。会上提出了约 160 篇论文,一半是有关经络的,一半是经穴脏腑的。这是对于经络现象研究的进一步深入发展。

7·3 对经络的各种见解

7·3·1 经络与生物电

在 20 世纪 50 年代末和 60 年代初,国内外学者对于经络的研究,比较集中在皮肤电现象上,主要是测定经穴上的皮肤电阻。其代表工作,在日本为京都大学生理学笹川教研组的中谷义雄(1954),在我国为张协和(1958)。他们的研究都集中在沿经穴位上都可测出其低电阻性。这些穴位的沿经排列,当时被认为可证实经络的客观存在。既然是低电阻,电流即易通过。因此,在日本又称经络为良导络。我国把这种测定低电阻的仪器叫做经络测定仪。

这种研究后来渐渐停滞不前是因为有许多低电阻点并不在经络线上;另外,它们是点而不是线,点按线排列还不能说必有线。然而作为一种指标,现在还有应用的价值。

所谓生物电的研究,应是多方面的。一切生物的活动都有电变化的伴生,因此现代相继出现了脑电、心电、肌电等。大家自然会设想,经络的活动也必然伴生电的变化。测出经络的电变化,即可进一步研究经络的种种功能。因此进入20世纪70年代以来,大家比较大量地从各方面设法测定经络活动的电变化。

电磁传导通路的研究。70年代末开展氦-氖激光照射穴位的研究,在治疗中发现可诱发感传。由于激光的作用不仅在于激光本身,还取决于被照射的某些活组织。因此有人提出经络是电磁传导通路的假说,用以解释激光对穴位照射的作用。

磁疗的研究。磁疗的临床应用中局部无得气感,但能起治疗作用。这主要是磁场对人体内生物电的影响,有人认为这种影响可能通过生化反应产生的,这种化学物质或许是神经介质酶即胆碱酯酶。

电磁波导管说。有人把经络看成是导引电磁波传播的波导管。人体内的电磁波不停息地传播着,从而产生与代谢相关的无线电波化学反应。

以上说明,现在正在从各方面用现代化的电磁方法探测经络活动。目前还处于"外围战"阶段。但是电的或磁的测定法从理论上讲是可以成立的。目前所以还未最后突破,也许是由于技术上及观察上还不够成熟,需要我们再接再厉。

7·3·2 经络与脉管

经络在人体上是什么具体的解剖结构?可以说,迄今还没有找到。《灵枢·经水》:"……外可度量切循而得之;其死可解剖而视之。"这里就是讲,经络从体表可以摸得到,解剖尸体在体内可以看得到。

这是怎么回事?根据现代大量研究,初步印象是,古人最初把经络的活动误认为即脉管的活动,也即把经络看作是血管。例如,马王堆出土的帛书,把"经"都称为"脉",在《内经》中则称"经脉",开始出现"经"字。说明看法向前进了一步。在《内经》中,经脉、经、脉、经络等词是交互出现的,说明这是一个血管与经络相混的过渡期。到清初,《医宗金鉴》完全讲"经络"或"经"了。

可以说,从《内经》原文上理解,十二经作用即血管;而从现代解剖上看,十二经并非血管。但是从针刺效果上看,又和血管有一定关系。刺血疗法,不但是放血的作用,还包含刺血管壁的作用。这些都需要重新认识、深入研究,目前还不能下任何明确的结论。不过最新的倾向,经络即使与血管有关系,仍有它自身的独立性。

既然经络与血管在最初相混了,自然即产生另一重要问题,它与切脉是什么关系?切脉现在已了解是切手腕动脉管的活动情况。切脉是否有切经络的意义呢?确乎如此,最初有切经络的意义。

经络本身的作用是"内属于府藏,外络于支节"。通过针刺经络不但可治内脏的病,切经络也可了解内脏的活动情况。这种想法自然会产生的。

最初从经络开始,候寸口,"十二经皆有动脉独取寸口以决五藏六府死生吉凶之法何也?"而"寸口者,脉之大要会,手太阴之脉动也。"(《难经·一难》)吕广注:"十二经皆会手太阴寸口",说明寸口是十二经动脉的总会合处。"是动则病"一术语,即指这种活动与疾病有关。吕广还说:"十二经,十五络二十七气皆候于寸口。"(《难经集注》)

很清楚,切脉是为了通过十二经的活动,了解内脏疾病的情况。可以说,当时认为是候经络。也就是说,当时认为经络即血管。

但是到了晋代,公元282年左右,皇甫谧《甲乙经》成书时代,这种概念改变了。《甲乙经》卷四的《经脉第一》上、中、下三篇,与《灵枢·经脉》篇对比,大不相同。《灵枢·经脉》描述的是以十二经线路的所经部位为主,再说什么经异常有什么病。《甲乙经》经脉描述的是以寸口的脉象为主,根据脉象,可知哪一经有病,哪一脏有病,全身状况如何,局部症状如何。虽然还有经的概念,但是经的地位较之《内经》时代,已不那么突出了。实际是以了解动脉管的活动,也即间接了解心脏的活动,用以判断疾病的情况。此后一直演变为近代的切脉。现代许多人在切脉时根本不考虑什么经络了。这就是说,切脉导源于经络,而在发展中逐渐脱离了经络。这个变化从另一方面说明经络并非血管。

虽然目前还有许多问题没有澄清,但大多数研究者认为经络和血管是不同的组织结构。

也有人试图对比淋巴管和经络线路的关系,提出经络即淋巴管。但某些似有相符处,许多地方又不相符。因此持此种论点者较少。

7.3.3 经络与神经节段

经络活动是我国古代医家从体表刺激所产生反应发现的。从现代医学的观点看,体表和内脏之间的联系是通过神经完成的。因此,也要考虑经络和神经之间的关系或经络是否是神经。

首先要看一下躯体神经。躯体神经和体表有三种关系,它们都表现为节段性。

(1)神经节段与肌肉。全身自上而下的肌肉都由自上而下的神经按节段支配,包括上肢、下肢。如颈1~8神经,胸1~12神经,骶3~5神经等。

(2)神经节段与皮肤。一个后根及其神经节供应的皮肤区,称为一个皮节。这种皮肤的神经支配是按节段分布的。如上肢皮肤的神经支配,是自上而下由颈5、6、7、8至胸1脊神经支配。

(3)海特氏痛觉过敏带。19世纪末英人海特氏提出某些内脏疾病可以痛觉过敏带形式投射到体表皮区。它的分布区与相应的皮节相似,即也带节段性。

其次要看植物神经对内脏的传入传出神经支配,也同样具有节段性。如心脏由交感性神经胸1~5神经支配;胃由交感神经胸6~10支配;大肠由交感神经胸11~腰1支配。

以上是全身神经支配的基本情况。经络如果是神经或从属于神经,自然也要有类似的节段性。

上海第一医学院解剖教研组的研究曾提出经络与神经节段相关的说法。他们的根据是膻中属胸4,主呼吸系统疾病;中脘属胸8居中,主治胃部疾患;关元属胸12居下,主治泌尿生殖系统疾患。这是从疾病关系看。

安徽中医学院孟昭威等的研究,背部脏腑十二俞,可产生十二经感传,不能用这种节段性解释。如肝俞的刺激可发生肝经感传向下走;三焦俞在肝俞下,其感传向上走至臂;大肠俞更在下,其感传向上也到臂。这就很难用神经节段来解释。

北京中医学院李定忠观察,病情严重时,痛感减退的麻木带,不仅表现在本经,而且可能表现在有关的各条经络上去,即表现为超体节的经络现象。

总之,超神经节段的观察与证据似较神经节段相关的观点更有说服力。经络不可能简单地与神经等同。

7.3.4 经络与中枢神经

由于现代研究中在外周找不到经络的组织结构,有人提出经络现象发生在中枢神经内部。其中提出主要论点的是中医研究院针灸研究所薛崇成等。他提出：

① 感传为冲动在大脑皮层内部的一种模式扩散论；② 感传模式的种系发生论；③ 感传的扩延与感知的两段完成论；④ 感传与针感的不同平面感知论；⑤ 感传早于皮层感觉发生论；⑥ 感传的双侧投射论。

主张中枢论者的主要根据是幻肢感。他们在截肢患者身上用针刺激发感传后，截肢患者仍然感到感传走到已被截去的肢体。如截去一腿，感传仍可达到已被截去腿的脚上去，而腿已不存在了。因此他们认为，没有腿，却仍感到腿上的神经活动，意味此过程是在大脑皮层中产生的。

中枢论者还试图用条件反射的泛化现象证明经络活动存在于中枢。例如，在胃经上针足三里，作为条件刺激，用食物引起唾液分泌作为非条件刺激。经过反复刺激，建立条件反射后，单独刺激足三里产生唾液分泌时，在胃经上的其他穴位单独刺激也可引起唾液分泌。说明条件反射有沿经泛化的趋向。

上海中医学院有人用入静诱发感传的方法，在青少年及儿童中，可诱导出经络感传。儿童的感传出现率较低，但经过入静诱导，80%以上可诱发出感传。入静是大脑皮层的活动之一，因作者认为经络感传的出现与皮层活动有关。

他们继续用此法研究腰麻和持续硬膜外麻醉条件下循经感传现象的观察，发现腰麻后，刺激气户穴，多数受试者出现的感传能向下循行进入全部感觉功能消失区，并继续向下至足趾端。他们认为在外周不可能通过已消失感觉的部位又继续出现感传。这个现象只能用中枢体感区内按某种躯体图案模式发生定向扩延，于是出现循经感传现象。

7·3·5 第三平衡论

中枢论者虽提出了不少论据，但还没有最后的确证。外周论者也有许多论证，其中较为引人注意的是第三平衡论。

1978年孟昭威在青岛全国生理学会上提出经络系统是第三平衡系统。按照中医的理论和实践，认为经络系统是调节体表内脏之间的一个系统。这个系统在现代医学中是没有的。然而人体是一个完整的体系，现代生理学中已知的具有调节功能的结构是神经和内分泌。经络活动必然和它们合作共同完成全身的平衡调节作用。

如果把现代生理学中已知的神经和内分泌机构列为三种系统，再纳入经络系统，即可较好的解决这种互相配合的问题。这些系统的彼此划分主要根据其反应速度。这种反应的速度决定了其调节的速度。一般说来，神经系统可分为躯体神经及植物神经。二者反应速度极不相同。躯体神经的传导速度约为每秒100米。因之躯体神经可进行各种快速平衡调节，如体育活动之类的活动，打乒乓球、赛跑等快速平衡。植物神经的传导速度为每秒1米。它的调节平衡速度要比躯体神经慢100倍。它主要担任内脏活动的平衡。内分泌的速度更慢，要以分钟计。它担负着全身更慢的平衡，如血糖平衡、血压平衡等。三者排起来一看，如果把经络系统排在植物神经和内分泌之间，正适合。因为经络感传的速度大约是植物神经的1/10。如按速度排列，可如下表（表7-2）。

维持人体整体平衡不可能是一种简单的装置，而是多种复杂装置联合的综合作用。上述四个系统有层次的联合作用，要比过去各自详细考虑每个单独系统更合乎实际，这四个系统的分工作用如下（表7-3）。

表 7-2　人体四种平衡系统及速度

平 衡 系 统	速　　　度
第一平衡系统，躯体神经	100米/秒（传导）
第二平衡系统，植物神经	1米/秒（传导）
第三平衡系统，经络	0.1米/秒（感传）
第四平衡系统，内分泌	以分计（作用）

表 7-3　四种平衡系统的作用

平 衡 系 统	作　　　用
第一平衡系统　躯体神经	快速安式平衡
第二平衡系统　植物神经	内脏活动平衡
第三平衡系统　经络	体表内脏间平衡
第四平衡系统　内分泌	全体慢平衡

现代生理学对于第一、二、四平衡系统，只提供了原材料，没有提出这个概念，现在到了提出这个概念的时候了。把经络系统作为第三平衡系统放在第二与四之间，恰好补上空白。

对于第一、二、四三种平衡的作用，现在了解得比较清楚了。经络的平衡作用了解得还很不够，尚停留在临床阶段。

近年来由于相继发现了耳针能治全身疾病，头针能治全身疾病，手针能治全身疾病，背部俞穴也能治全身疾病。说明这四个不同区域都有全身调整平衡的联系。它们是通过什么联系的呢？经过不断深入的观察，又相继发现了这四个区域都可诱导出十二经的感传线。它们可能是通过共同的经络联系，调整了全身的脏器平衡。

因此，孟氏在第三平衡论的基础上，又提出了整体区域全息的论点，即这四个不同区域都可通过经络产生调整全身的平衡信息。也就是说，经络本身的作用是整体区域全息的作用。

然而在现代生物学的研究中，认为对单细胞信息的研究不能完全说明组织中细胞与细胞之间的相互联系。其信息与有组织的或高级的信息不完全相同，即使是器官培养的信息也不能代替整体的动物试验。

这种整体的信息规律还很不清楚。通过经络这个第三平衡系统，似可初窥整体和区域之间的一种全息关系。它本身之间的关系，以及与神经体液之间的关系，将更为复杂。

这个体系的形态实质，按其传导速度说，应较植物神经为细。英国人皮尔斯（Pearse）提出的神经第三分支，APUD系统，与经络有遥相呼应之势，直译为胺的前体摄取和脱羧系统。说不定它属于经络范围。

7·3·6　控制论与经络

人体是一个自动控制系统。它可以进行自我调节，这种自我调节应该是多级的。近年有人提出用自动化工程中的控制论原则解释经络现象。从基本原理上来讲这种比拟是说得通的。

然而决不能把经络系统看作是唯一的信息通道，这些有待于大量的探讨后才能决定。控制论者只有从大原则上讨论了经络活动之于人体，很像机械的自动控制体系中的信息通道。其细节还没有涉及。

7·4 国外对经络研究的概况

国外学者对于经络的看法，可分为四个方面：神经论，肌肉论，特殊结构论，整体现象。

7·4·1 神经论

国外的多数看法，认为经络活动是植物神经的活动，尤其是交感神经的活动。日本、苏联、德国和意大利的研究者都有这种看法，不过彼此之间还有小的差异。

最早提出这个看法的是日本的大久保适斋（约100年前），他在所著的《针治新书》中提出了针术是基于对植物神经，特别是交感神经的看法，但是他并无实验证据。

1949年日本人长滨善夫发表一例经络感传显著者的报告后，才真正引起学者们的注意，研究者相继而起。

自1950年起，日本中谷义雄利用9 V直流电刺激皮肤，发现人有易于通电的良导点。点与点之间可构成一线，称良导络。他认为良导点相当于穴位，良导络相当于经络。他测出了全部十二经和奇经八脉，并发现利用交感神经兴奋剂时，皮肤电阻小；用交感神经抑制剂时，皮肤电阻大。中谷因此认为，经穴和经络主要是由交感神经兴奋性提高产生的，他的这种看法虽有一些生理根据，但还缺乏形态的研究基础。

苏联学者波特许别金（подшивякин）从另一方面研究皮肤电的活动，即研究其本身具有的电势。其工作与中谷相似，不同只是测量皮肤某些活动点的原有电位。1949年起他作了不少有关皮肤活动与内脏相关的工作。苏联学者还认为用皮肤电阻测得的点与内脏无一定关系；皮肤活动点则较为可靠，苏联学者是不考虑经络线的。

1958年日本间中喜雄认为，植物神经对于全身细胞的功能确有重大的影响，但其在体表接受针灸刺激时是否有特殊按照经络传感的路线，还要加以考虑。

国外也有经络在脑内的观点。1978年在美国李宗宁（Tsun Nin Lee）认为体内并没有经络实体，只有脑内真正的经线造成经络效应。他和我国的薛崇成在国内发表了这个论点。

7·4·2 肌肉论

设想十四条经线在肌肉中而非神经的，占研究者的少数。然而这个少数却不容忽视。日本的矶部文雄认为经络是运动肌物理性运动器官系统（生物量子学）。内脏是内脏肌化学性代谢生成的器官系统。两者处于电磁场有机平衡的关系中，藤田六朗认为，经络是肌肉运动主因性、管腔外流体、波动、通路膜系，虽还有待于进一步证明，但考虑肌肉是值得注意的。

7·4·3 特殊结构论

1977年，美洲学者托马斯（Thomas）认为穴位解剖的，物质基础似为一种新的网状管状结构，既非神经，又非血管，却又和神经血管有联系。他把这种新结构叫做本生丛。这个描述的结构颇象我国对于经络的描述。这个工作也是值得注意的。

7·4·4 整体现象

日本人石井陶泊认为经络是人体的综合发生系统，人体内的肌肉、骨骼、内脏、血管、神经等以浑然一体的姿态在维持着生命。经络就是综合这一切解剖系统来经管生活的综合系统，是从生物初生起即有的系统。他对十四经的解释是人体从内脏到皮肤肌肉全可分为前、后、侧三面，三面中再分为内外两面共成六面。再分上、下即成十二面，两侧对称共成左右二十四面。人的左右两侧各十二经，正好二十四经，再加前正中线（任脉）、后正中线（督脉），成为十四经,他的论证有一定胚胎学的根据。

以上中外学者的研究中,最根本的问题是一定要找出经络的实质是什么。无论是什么,在中枢或在外周,不解决其实质,也永远不会彻底解其活动的功能。前所论述有关经络的研究,不过是一些探索性试验或设想而已。

复 习 思 考 题

1. 何谓经络现象?它的主要特点有哪些?
2. 我国对经络现象的研究概况怎样?
3. 近代对经络有哪些新见解?